Ānāpāna-sati Breathing Method

釈尊の呼吸法

大《だい》安《あん》般《ぱん》守《しゅ》意《い》経《きょう》に学ぶ

村木弘昌

Muraki Hiromasa

春秋社

序文

およそ二〇年前にはじめてこの本を手にしたときは、なんとむずかしい本なのだろうと慨嘆したものです。そして、こんなむずかしい本を事も無げに書かれた村木弘昌先生に、あらためて敬意をいだいたものです。

村木弘昌先生は篤学の士でした。それも飛び切りのです。研修会の宿の早朝まだ暗い中、寝床に腹這いになり、せっせと原稿を書いているお姿がまだ目に焼きついています。

私が調和道協会の門を叩いたのは一九七七年のことです。その頃は東京都立駒込病院でがんの手術に明け暮れる毎日でしたが、仕事が一段落したところで当時は鶯谷《うぐいすだに》にあった協会本部に駆けつけ、呼吸法の実修が済むとまた病院に舞い戻るというのが始終でした。いつも重い患者さんを抱えていての呼吸法ですから、これも仕方のないことで、いまでもそのときのせつない思いが蘇ってきます。

実修が済むと必ずと言ってよいほど、村木先生から食事のお誘いをうけたものです。大抵は近くの居酒屋ふうの店でしたが、食事の間中、呼吸法の話です。店内のテレビがニュース番組だろうと野球の実況だろうと一切目をくれません。ずっと呼吸法の話です。これにはいささか閉口しながらも、先生の呼吸法にかける情熱にはいつも舌を巻いたものです。

大通りまでご一緒して、私は病院までのタクシーを拾います。先生はご自宅に向かって歩道を歩き出します。タクシーが先生を追い越すことになります。先生はやや前傾姿勢で「ハッハッハッ。吸。ハッハッハッ。吸。」と三呼一吸で大股に歩いています。息づかいはわかりませんが、先生の歩調からそれがわかるのです。先生は実践の士でもありました。

篤学、情熱、実践の三拍子そろった村木弘昌先生にしてはじめて、「大安般守意経」と対峙することが出来たのでしょう。二〇年ぶりに読み返してみて、驚いたことに今度はすべてがすっと腑に落ちました。ここには呼吸法の、ということは生き方の真髄がかちっと語られています。釈尊のかぎりない偉大さをここでまた思い知らされました。

いつまでも読みつがれていくであろうこの名著をふたたび世に出してくださった、春秋社の神田明社長、編集部の桑村正純さんと上田鉄也さんに心からお礼申し上げます。

二〇〇一年十月

調和道協会会長・日本ホリスティック医学協会会長

帯津　良一

目次

第三部　現代に甦るアナパーナ・サチ

釈尊の呼吸法

大安般守意経に学ぶ

第一部　釈尊と呼吸

呼吸と人生

呼吸というものは私どもの人生に大きな影響力を持っている。別な表現をすれば呼吸の仕方で人生を生かしもし、また殺しもする。そうした重要な呼吸について私どもは案外無関心です。それは、日常の呼吸がほとんど無意識のうちに行なわれており、それで何とか間に合っているからです。

知らぬ間にしている呼吸ではあるが、この無意識呼吸はバラエティに富み、時には生理学的にも心理学的にもまことにすばらしいものであったり、そうでなかったりする。良い呼吸、すばらしい呼吸は心身を爽快にし、人生を明るくする。それとは反対に、好ましくない呼吸は人生を灰色に変えてしまうことさえある。極端な場合はみずからを死に追いこんでしまうこともある。良い呼吸、すばらしい呼吸とは？　また悪い呼吸とは、どのようなものかを知っておくことは大切です。

呼吸が六入によって影響を受け、その呼吸のあり方によって心身が影響される。六入とは、仏典によく出てくる言葉で、眼・耳・鼻・舌・身・意など感覚受容器によってキャッチされて大脳に送りこまれるものです。そうした六入によって呼吸がいろいろに変化する。呼吸の良し悪しが心身にそのまま影響するのですから、呼吸の研究は今後大いにされるべきものと思います。

釈尊のあのすばらしい悟りの展開の背景には、アナパーナ・サチという呼吸法がありました。

私がこの途方もなく偉大なお方の呼吸法について関心を持ちはじめたのは、調和道の道祖藤田霊斎先生の教えを受けるようになってから、かなり後でした。道祖も釈尊と同じく呼吸の重要さに気付かれて（青年時代の多病から）、正しい呼吸とその実践に生涯をかけられたお方ですが、駿足ならぬ私がこの調和道の呼吸に半眼があいたのは、入門して四〜五年も後のことでした。

当時東大医学部、解剖学の藤田恒太郎教授のもとで研究していましたが、呼吸筋の中でも横隔膜の独特な構造とそのはたらきに牽かれて、調和道の呼吸にも心を入れかえることになりました。その頃、たまたま今はなき高塚綱三郎氏（当時調和道常任理事）から、大正大蔵経の中に仏説《ぶっせつ》大《だい》安般守意経《あんぱんしゅいきょう》のあることを知らされました。しかし仏教学の素養のない私はただ茫然として、なす術《すべ》を知りませんでした。難解な文章に向ってはシュンとなり、その後も付かず離れずといった状態でした。

たまたま大森曹玄老師のお口添えを頂き柏樹社の中山社長から釈尊の呼吸について少しまとめてみてはとのことで、不勉強をも省みずお引き受けしましたが、診療の傍《かたわら》のこととて、研究も不充分です。私のせめてもの意図するところはと問われれば、釈尊の実践されたすばらしい呼吸を広く多くの人々に知って頂きたいというのが念願であるわけです。駿足の方が現われ、より完璧なものが著《あらわ》され、広く世人を益するであろうことを待望する次第です。

読み下し文としては、今はなき山辺習学先生の心身鍛錬の書（大正十五年東洋経済出版部発行）、および宇井伯寿先生の訳経史研究（昭和四十六年岩波書店発行）によりました。特に仏教学に造詣《ぞうけい》の深い山辺先生に手を引かれた子供の気持で書いてみました。間違いの点も多々あろうかと思います。御専門の方々の御叱正を賜れば幸甚に思います。

釈尊の苦行と悟りの道

釈尊が天の啓示を受けてアナパーナ・サチに踏みきられたのは、三十五歳ごろかと思います。天の啓示とは多分に非科学的なと思われる方もあろうかと思います。しかし釈尊ならずとも、朝ふと目を覚した途端にすばらしい発想が浮かび出ることがあるものです。

釈尊のような天性の資質に恵まれたお方が、何故もっと早くそれに気が付かれなかったのであろうかと思われるかも知れません。それについて私なりの考えを述べさせて頂くと、釈尊の苦行生活がそれを阻んでいたのではないでしょうか。

若き日の釈尊、つまり青年太子ゴータマは二十九歳のとき、重大決意のもとにカピラ城を出て苦行生活に入ります。それは人間誰しも味わうべき人生の生・老・病・死の苦悩を解決するためでした。この四苦の悩みを受けとむべき高い精神的境地に到達したいとの願望から、然《しか》るべき師を訪ね、そして苦行生活に身を投ずるのでした。

苦行生活とはあらゆる手段でわが肉体を苦しめる生活で、それは同時に心をも苦しめる。青年太子ゴータマは苦行生活六年間に、最大級の苦行を経験されます。

新訳仏教聖典（大法輪閣版）によれば断食・断息・風雨・雷・寒暑に耐える、棘《いばら》の床に臥す、立ち続ける、あるいは害虫・害獣への対処などあらゆる苦痛を体験されます。食事は通常一日一食、それにしばしば二週間から四～五週間に亘る断食をされています。その食も秕稲《しいな》（実のほとんどない稲）・籾殻《もみがら》・糠《ぬか》・水草・腐った果実を食し、身につけるものとしては荒布・経衣《かたびら》・糞掃衣《ふんぞうえ》（捨てられた布切れを綴り合せる）、あるいは時に木の皮・獣の皮などです。その他鬚《ひげ》や髪《かみ》の毛を抜く苦行、身に油を塗り塵埃を浴びる、そして薪を積んで火をつけ、それに炙《あぶ》られる苦行、あるいは水に入り寒さに堪える苦行、あるいは害獣のいる恐しい森での苦行、あるいは屍や首の散らばり積まれた墓場で夜をあかすなどし、牧羊者《ひつじかい》の子等から唾を吐きかけられ、泥を投げつけられ、そのうえ木の枝を耳にさしこまれても、彼等に対して少しも怒り給うことはなかった、と記録されています。断食では身体が見る見る痩せ細り、手足は枯葦のごとく、臀《しり》は駱駝《らくだ》の背のごとく、そして背骨は編んだ縄のようにあらわに、肋骨も腐った古家の垂木のごとく突き出ます。ただ瞳《ひとみ》のみは落ちくぼんで深い井戸に宿った星のように烱《かがや》いていたとあります。過ぎし世、今の世、来るべき世の如何なる出家、行者も、これ以上の烈苦は受けないであろうという最大級の苦行を積まれたのでした。

さらに激しい苦行は、息を止める断息でした。断食は四〜五週間あるいは時にそれ以上も耐えられるが、断息は僅か三〜四分間で七転八倒の苦しみです。無息の禅定《ぜんじょう》では、口と鼻の呼吸を止めると、内にこもった息は凄まじい音をして耳から流れ出たとあります。

それを医学的に考えてみると、鼻と口をおさえ、呼吸をこらえると、激しい気道圧によって圧縮された気体は鼻腔から耳管を経て内耳に至り、鼓膜の一部が穿孔し、内部の気体が激しい勢いで耳から体外へ奔出することが考えられます。それは鍛冶屋《かじや》の鞴《ふいご》のように凄まじい音であったと記されています。これは誇張ではなく、事実であったと思います。さらに耳まで塞ぐと烈しい風気が頭の頂を衝き上げるので、鋭い刃に衝刺《つきさ》されるような痛みを感ずるという。或る時は内の風気が陶器の破片で刺すように烈しい頭痛を起し、また或る時は鋭い庖丁で刳《えぐ》るように腹を刺して、燃ゆる炭火に身を投げ入れるような烈しい熱を起したとあります。

息を止めることをこれほどまでに徹底してやられた記録は他に見たことがありません。かかる無謀な断息は頭蓋内圧を異常に高め、脳出血の引きがねともなります。青年太子ゴータマの苦行はまさに前人未踏ともいうべきでありましょう。

釈尊がこの六年の苦行生活に終止符を打たれたとき、その肉体はまさに死の寸前を思わせるものがあります。それがいわゆるあの出山の釈迦の図です。

釈尊にこうした苦行生活実行の決意をさせたものは、四門出遊のたとえにもあるように、人生における生・老・病・死の四苦の解決にあったわけです。肉体を苦しめることによって高度な精神的境地を得たい、というのが念願であったはずです。

しかし考えてみれば、如何に肉体そのものを苦しめてみても、それで生・老・病・死の苦が消えてなくなるわけではありません。つまり、心で納得のいく解決法を志向しての苦行でした。それにもかかわらず、事こころざしのごとくには運びません。そして苦行はついに徒労に帰します。それはあたかも、目に向ってこの声を聞けとて声をはり上げ、あるいは耳に向ってこの光を見よと強請するようなものです。

釈尊がその解決の糸口として志向した方向が的はずれなりしことに気付かれたのは苦行六年の後です。大変な年季の入れすぎといったらお叱りを受けるかも知れませんが。そして釈尊の心にある朝ふと閃いたものがありました。それが天の啓示という言葉で表現されたのでしょう。

歯に衣を着せないでいえば、断食は別として、この断息は的はずれもいいところです。仏典にも見られるように徹底したもので、それは血液の循環を攪乱し、脳圧を上げます。その理由は後で述べましょう。

ここでたとえば激怒した場合を考えると、やはり息を止め、カッとして頭が重くなります。それは脳圧が上がるからです。そのような状態で、すばらしい発想が湧くわけはありません。釈尊はようやくそこに気が付かれたのでした。そして今度は出る息・入る息を、心の限りされたのでした。これがつまりアナパーナ・サチです。

釈尊のお言葉にもありますように、入る息を入る息と受けとめ、出る息もまた心ゆくまで出されたのでした。それが動機となって、釈尊の心は大きく展開します。それは大変な喜びであったと思います。そしてそのときの状態を次のように表現しておられます。今まで暗闇でよく見えなかったものが、日の出によって明視できるようになったと同じである（冥を壊《え》し明を見る）、と。そして慧能《えよ》く痴《ち》を壊す、あるいは痴は除かれて独り慧のみありと言われています。智慧のくもりが晴れ、真の眼が開かれたわけです。

このアナパーナ・サチこそは正覚を成ずる契機となりました。ときに釈尊は三十五歳であったと記されています。その後、在世中四十五年の間、アナパーナ・サチは、影の形に添うごとく釈尊と共にあったわけです。

後に出てきますが、釈尊の呼吸は数息《すそく》・相随・止・観・還・浄の六段階からなっています。そのはじめの数息ですが、これは弟子の求めに応じて教えられたものです。釈尊は、最初から呼吸に全力を傾け尽すというシビアなもので、弟子たちには到底真似のできない修行を九十日もされたことが記録されています。

アナパーナ・サチはやがて改良されて、出る息のみを長くすることに重きをおきます。これがいわゆる出息長の呼吸です。数息はそれへの橋渡しです。それですから仏典の中にも、数息を得て数息を棄てよと申しています。数息にいつまでもこだわるな、数息をマスターしたならば、それを踏まえて次の相随へ進めというわけです。

相随こそは、まさに暗闇が日の出と共に明と変るところの呼吸であります。この相随から止・

観・還・浄と見事に展開してまいります。この展開がこの大安般守意経の骨子になっているのです。

息は止めるな

息を止める！　日常生活の中で私どもは、あまり気付かないがよく止める。たとえば、思索に耽けるとき、あるいは少しばかり心配だ、不安だというときなどは入る息・出る息それぞれの延長線上で息を止めていることがしばしばある。

それに対し、焦り・怒り・妬み・悶え・狼狽《うろた》えなどの情緒では吸った息を止めることが多い。そのとき、胸にも力が入っている、つまり胸腔は強い陽圧になります。この場合の陽圧とは、大気の圧より高い状態です（陰圧とは大気圧より低い状態で、肺内へ大気が導入される）。つまり出るべき息を故意に止める状態では胸腔が強い陽圧となります。これを怒責《どせき》といいます。

そのとき生理学的に困ったことが起きます。それは心臓へ還るべき静脈血の流れが一時的に乱れます。そのことは全身の血液循環系を乱すことになります。そうしたことがしばしば繰り返されると、多くの内臓の機能に悪影響が及びます。

そればかりでなく、全身の静脈血はしばしば停滞し、そのためうっ血が起り、それが静脈の怒《ど》張《ちょう》につながります。またそれがエスカレートして静脈瘤が生じます。それが肛門の周辺に出来れば痔となります。狭い国土にぢ主が多いとはナンセンスです。

そして災難は下ばかりでなく、上にも起ります。それは脳出血の引きがねともなります。まさに上憂下患といったところです。

力強く息を止めたままでいると頭が重く感じるのは、脳圧が上がるからです。額に青すじ（静脈の怒張）がたつのは、明らかに首から上の静脈血が心臓へスムーズに還れないからです。そればかりでなく、年輩の方が激論をたたかわせている際中にたおれることがあります。脳卒中の発作です。脳静脈のうっ滞は、それに停まらず脳の動脈も充血を起します。このように脳内の動静脈の充血と、うっ血が脳圧上昇の原因となり、最悪の場合、不帰の客となります。このことからみても胸に力を入れて息を止める（怒責という）ことが、生体にとって思わぬマイナスになることを認識して頂きたいのです。

長呼気丹田呼吸の大実践家であった釈尊およびわが国の白隠禅師でさえも、かつては符節を合せるごとく強い止息を、しかも意識的にされた。釈尊の苦行時代の止息のことは新訳仏教聖典（大法輪閣版二一頁）にも出ているし、先にもくわしく述べましたので、ここでは省略しますが、釈尊の場合はむしろ断息といった言葉の方がふさわしいほどのはげしい止息をされています。

前にも述べたように釈尊のねらいは、苦行によって高度の精神的境涯を希んだのでしょうが、それは全く逆効果であったわけです。強く息を止めるのは、あたかも東をめざして進もうとするのに反対に西へ進んでいるようなものです。特に怒責は脳循環を攪乱し、正しい精神活動を妨げます。断食にしても決してプラスの面ばかりでなく、肉体の生命力は低下の一途を辿ることは生理学を学ばなくとも自明の理です。

かくして苦行の非を悟った瞬間から断息に終止符を打ち、心機一転して今度はアナパーナ・サチなる呼吸に全力投球を致します。このアナパーナ・サチも、やがて効率の良い呼吸に移行します。それはすでに述べたように、出る息にのみ心を向ける呼吸になります。アナパーナ・サチは改良の前も後も一貫して止息が入っていない。それは、苦行時代に止息の苦汁を徹底して味わったからにほかなりません。

心臓は周知のごとく、血管内を流れる血液に強い流れを与えるポンプです。心臓は血液を製造することはできないから、心臓へ還ってくる血液が不足すれば送り出す血液も不足するのは理の当然です。怒責はまさに心臓のはたらきを妨害する悪玉にほかなりません。胸に力をこめて息を止めることは生体の運営上に大きな不利益をもたらすばかりでなく、一つしかない肉体生命さえも失うことにもなります。そして怒責による痔の悩みは案外多いものです。トイレでは息を決して止めないようにしたいものです。静かに、あるいは三呼一吸法などを用いて力強く息を出しながら用をたすことは痔を未然に防ぐ秘訣です。

怒責による弊害は、枚挙にいとまないほどあります。そうした生体へのデメリットを無視してまで怒責を敢行する意義は、さらさらありません。

次に最初に触れた止息、つまり出る息・入る息の延長線上における止息は、怒責ほど弊害はありません。息をつとめて長く出そうとして、それを試み、実際には呼気が終っているのに、気持の上では呼気をしているという場合は心配はいらない。

入る息の場合も同様で、怖れることはありません。その場合、胸腔には圧がかかっていないのです。そうした胸腔に圧のかからぬ止息ならば、これを瞑想に用いてよく、その効果を挙げることもできましょう。

しかし、息を止めることそのものは生理学的に肺の換気が停止するので、それだけマイナスになります。釈尊はそうした止息を用いず、瞑想にはひたすら長呼気を活用されました。瞑想を止息によってのみ実行している人には、釈尊の行き方を一応検討して見られたならば如何でしょう。大いに利するところがあろうかと思います。

数息について

釈尊が実践されたアナパーナ・サチは弟子達にはとてもついて行かれません。そこで数息を教えられたのです。数息とは数をかぞえながらする呼吸ですが、これには種々あります。発声に長短あり、大小、強弱あり、無声の数息あり、呼気または吸気、あるいはその両方を使うなどですが、すぐれた数息を心がけたいものです。

はじめに姿勢を正しくして坐ります。坐法にも種々ありますが、各自に適した正しい姿勢で結構です。後で少し坐法についても触れましょう。みずおちを落として発声ができれば最上です。肩の力を抜き、喉に力を入れないで下腹から出てくる息でヒトーツ、フターツとかぞえて行きます。一回の呼気の長さは最初は五秒前後を標準とします。それより長くてもよい。一から十までかぞえたならば、また一からはじめます。数と数の間は力を抜いて、軽く息を吸います。継続時間は少なくとも五分以上は続けたいものです。

さらによい方法は、みずおち下に括《くび》れをつくり、そこを軸にして上半身を静かにやや前方に倒しながら発声すると、横隔膜のはたらきがさらによくなり、上達もはやいです。吐き終れば、上体を起して軽く息を吸います。声は出しても出さなくても、いずれにてもよい。一回に五分位でしたら、一日に何回となく繰り返します。これで呼吸の調整が行なわれます。それだけでも大変効果があります。

面白いことは数をかぞえている間は雑念が起りません。それは意《こころ》が呼吸へ向けられるからです。呼吸の調整はこのようにして実行します。

数息が上達すると、数をかぞえなくても数息と同じ長い呼気ができるようになります。そして出る息を十秒—十五秒—二十秒と延ばして行きます。さらに上達すると、四十秒から一分位も続きます。つまり、長呼気が上手になります。これが相随の息つまり随息です。

この息も、数息と同様に雑念が起りません。いままで雑念の処理に苦労していた人は、大いにこれを活用してみて下さい。

この長呼気呼吸は、心と体との調和に役立ちます。いままで自分にまつわりついていた雑念や妄想が消えてなくなる、もしまだ残っているようでしたら、さらに続けてまいります。雑念がとれた状態で、みずおちに深い括れができます。この状態で、次に止が始まります。止では精神統一ができ、心の集中力が養われます。今度は一事一物に心を向けますと普通の呼吸とは異なり、観察の眼を深くすることができます。これが観です。

数息は相随への橋渡しですが、それ自体にもすぐれたものを持っています。しかし、いつまでもそれに執《とら》われてはなりません。やはり前進が必要で、そうしないと進歩がありません。大安般守意経の中にも数息についていろいろ書いてあります。後でお読み下さい。

アナパーナ・サチに対する医学の観方

一般常識的に呼吸という言葉は、肺のガス交換に使われています。このいわゆる呼吸なるものを見据えると、それは呼吸筋による呼吸運動であることがわかります（決して肺そのものが自力で息を吸ったり、吐いたりしているのではない）。

そうした呼吸運動は肺のガス交換のほかに、血液循環に対しても仕事を分担しています。つまり浅く弱い呼吸ばかりしていると血液内の酸素O_2が不足するばかりでなく、炭酸ガスCO_2の体外排除も不充分です。また血液の流れも悪くなります。こうした浅い呼吸ばかりでは、全身の細胞の生命力が低下して行き、それがいろいろな病気の温床ともなります。

人体は、約六十兆といわれるほど膨大な数の細胞で構成されています。呼吸が浅いぐらいと軽く見るわけにはいきません。呼吸の仕方一つで健康と不健康の岐路に立つことになります。そしてまた呼吸運動が自律神経系、およびホルモン系、あるいはリンパの流れ、各臓器間の関係にまで影響が及びますので、私どもは、呼吸に深い関心を向けるべきです。そして正しい呼吸の概念をしっかり摑むことが必要です。

人間叡智の所産である科学文明は、便利な乗物や機械、器具をつくり出し、他の動物とは比較にならぬ高度の生活をしています。ところがその便利さのために、人間はかえって手足の筋肉を昔ほど使わなくなりました。そうした生活が多くなるほど、実は呼吸も浅くなって行きます。

巨大な科学文明を築いてきた人間は、一見逞しそうに見えるが、事実はこれに反し、便利さの中に埋没し、あまり体を動かさぬ生活が続くと、逞しさを失い行くことにもなります。逞しさは頭と手足を惜しみなく使い、その力強い呼吸の中から生れます（食物ももちろん大きく影響します）。特に出る息の力強さが必要です。

その理由について述べましょう。力強い呼吸は、その都度下腹部に力が入ります。それは横隔膜が強力に収縮する呼吸です。横隔膜は、胸と腹とを境する筋肉でできた境界膜です。強く収縮すれば、その結果、腹部の内臓は上から圧迫されます。それは水を含んだスポンジを圧縮するごとく、腹部のあらゆる内臓の血液（静脈血）をしぼり出し、それはすべて心臓へ押し上げられます。

心臓へ還ってきた静脈血は心臓から強力な力で肺に送られます。腹圧をかけて息を出しているので、肺に送られてきた大量の静脈血内の炭酸ガスは拡散現象により体外へすみやかに排除されます。力強い呼気では、瞬間的に大量の呼気量が出ます。その時のCO_2の排除量は数日前に測定したところ呼気一〇〇cc当り三〜三・八％ほどでした。大気中にあるCO_2量は約〇・〇三％ですから、その百倍以上のCO_2が排除されます。その実験のとき、きわめて浅い呼吸（一回の呼気量一五〇cc）では〇・七五％です。力強い呼気の場合の四分の一しかCO_2が排除されません。そればかりか、血液内へ吸収されるO_2の量も一％を下廻ります。従って浅弱な呼吸では血中O_2が低下し、逆に血中CO_2量がふえるので、体細胞にとっては好ましくないことがわかります。

これに対し、アナパーナ・サチのごとき全力投球の呼吸が、体細胞の生命力を強めるのに大きく貢献していることがわかります。こうした呼吸こそ正しい呼吸の名にふさわしく、現代人にとり、大いに学びかつ実践して行きたい呼吸だと思います。

釈尊のかかる呼吸は腹腔内臓のみならず、胸腔内の臓器である肺、および心臓の強化にも大きく貢献することがわかります。力強い呼気が、実は心臓の栄養血管である冠動脈の血流をも豊かにし、心臓の血液送り出し作業を快適にします。肺においては、力強い呼気によって大量のCO_2を排除した直後に、それとほぼ同等の大気が肺胞内へ導入され、これが肺胞を取り巻く毛細血管内の赤血球に吸収され、それによって生じたオキシヘモグロビンが全身に向って心臓の左心室から送り出されます。力強い呼吸は肺胞の拡縮、およびガス交換を活発にし、肺の機能を高めます。このように力強い呼吸は全身の血流を活発にし、あらゆる内臓の機能を快適なものとするのです。

さらに喜ばしいことは冠動脈と同様に、脳の血液循環を良好にするため、精神活動も好ましい状態になります。この呼吸で足の指先まであたたかさを覚えるのは、体の末端まで血流のよくなる証拠です。

力強い呼吸とは前述のごとく、横隔膜がその関連呼吸筋との協調収縮によって血液循環（特に静脈血の心臓還流に）に偉大な貢献をしているのです。それゆえ横隔膜が第二の心臓（静脈血ポンプ）と呼ばれるのもまことに理に叶っているわけです。力強い呼気時における横隔膜の関連呼吸筋とは、内・外・斜腹筋、腹直筋、腹横筋、一連の腰背筋群、および胸郭縮小筋群であり、これらが一体となって協調収縮するとき、強力な腹腔内圧（略して腹圧）が招来されます。

別の項でも触れましたが、釈尊の全力を傾倒した出入の息は、やがて出る息のみに心を傾ける呼吸法となります。これが名だたる出息長、入息短のパターンの呼吸ですが、なぜこのように変って行ったかというと、息を強力にしぼり出せばそれにより大量の吸気がおのずから誘発されるという点にあります。そうした吸気には、ことさら意識を用いる必要がないということに、釈尊は気付かれたものと思います。しかも努力は半分ですむし、効果は初期のアナパーナ・サチと全く同じです。

ここに呼吸の調和があります。初期における出入息への全力投球では、緊張の連続ゆえ疲労します。それに対し、呼気に意《こころ》を用い、吸気に心を放つ型式では、呼吸筋の緊張と弛みとが交互に行なわれ、一呼一吸の間に調和がとれるので持続が可能です。

この釈尊の呼吸法は、現代の私どもにとり、きわめて役に立つ呼吸法であり、大いに研究し、実践の価値あるものと信じます。正しい呼吸、良い呼吸として、釈尊の呼吸は今後大いに普及するであろうことを願ってやみません。

因みに腹腔で最大の臓器の肝臓は、横隔膜の直下にあります（やや右より）。これがアナパーナ・サチの短息では、直接横隔膜によりマッサージされます。門脈をも含め、強力に血液の流動が繰り返されます。これは肝臓にとってはきわめて好ましいことです。それは肝臓のみならず、腹腔および胸腔の全臓器は、直接又は間接に横隔膜によってマッサージされ、血流の入れ替えが円滑に行なわれます。この驚くべきマッサージ師は、それぞれの臓器の機能を活発にするばかりでなく、綜合的に生体の運営を調和あるものとする全機性の発揮に役立つものではないかと思います。

こうしたアナパーナ・サチの両呼吸を巧みに、しかも行住坐臥に活用してまいりますと、日々是好日の雲門の気持もよくわかってまいります。

アナパーナ・サチのすぐれた点は、六十兆の体細胞のバイタリティを高め、諸病を形なきうちに制圧するのにも大きな貢献をしているのです。

釈尊の呼吸と現代病

数多い現代病のうち、これはと思うものを少し取りあげ、その克服に釈尊の呼吸がどのように貢献するかについて、少し私の考えを述べてみたいと思います。

心筋梗塞と狭心症

現在、文化国家といわれる国々には共通した病気があります。それは心筋梗塞《しんきんこうそく》、脳卒中、ガンの三つです。心筋梗塞は冠状動脈（心筋の栄養血管）の部分的閉塞で、それには血清脂質（血液内の種々の脂肪）が大いに関係あり、食物の上で考慮すると同時に体を動かして血清脂質を分解し、血管内にそれらが蓄積せぬようにしたいものです。釈尊のように一日一食しか摂らない生活では、食生活の上では心筋梗塞は心配ないわけです。動物性脂肪や糖質の過剰摂取は、前者はコレステロールを、後者は中性脂肪を増加させるおそれがあります。これらが血管内に多くなると血液の流れが妨げられ動脈の硬化を起し、それだけ心筋の負担が重くなるのです。併せて冠血流の低下はダブル・パンチです。

狭心症は冠動脈の異常緊張が原因の一つで、冠血流が不充分となり、大小・強弱の胸痛となって現われます。心筋梗塞、狭心症ともに冠血流の不全です。

釈尊の呼吸は冠動脈の故障の予防のみならず、その修復にも大いに役立ちます。心筋梗塞、狭心症いずれも管理職に多く、その他にも精神的ストレスの多い人に多発しますので、アナパーナ・サチを実行して行きたいものです。釈尊の呼吸を常時続ければ種々の精神的ストレスをも巧みに処理でき、神経の酷使を防ぐことができる。アメリカでは心筋梗塞が日本よりもはるかに多い。このような疾患は精神的な面と食事の両方から予防することが必要です。

脳卒中

脳卒中はわが国三大成人病のうち、その死亡数はトップ（昭和二十六年以来）を続けて現在に至っています。ガンは第二位です。

脳卒中には御承知のように脳出血と脳梗塞とがあり、前者は脳の小動脈の破綻によるし、後者は心筋梗塞と同様に脳の小動脈の閉塞による。いずれも手足の筋肉の麻痺などが起る。食事の注意と釈尊の呼吸の実践が役立ちます。それは脳循環を快適にし、併せて精神的なストレスを巧みに処理し、このことは血圧の異常上昇を防ぎ、脳出血・脳梗塞いずれの予防にも貢献するところ大です。

ガン

ガンはすでに皆さま御存じのように四十歳以後に多い病気ですが、最近はそれ以前の年齢でも手放しで安心はできません。

そもそもガンの始まりはといえば、私たちの正常な細胞がガン細胞に変ることで、さらにはこの細胞がとめどもなくふえ続けて行く。手術しても再発の危険性があり、さらに困るのは転移です。ガン細胞が別の所へ行ってそこにまた病巣を造る、そうしたガン細胞の節度なき増殖が、ついには命とりになるのです。

ガンを防ぐ根本は正常細胞をガン化しないことです。正常な細胞は発ガン因子に対する防御作用を持っているが、その細胞の生命力が低下すれば、防御力も弱まる。孫子の兵法にもあるごとく、備えあれば憂いなしで、正常細胞の生命力を力強く育てて行くことが大切です。

正しい呼吸の積み重ねが、ガン予防における陰の力となっていることを見逃すわけにいきません。

また、如何なる場所に発ガンするかといえば、一には血液の流れの著しく悪くなったところ、二には強力な発ガン因子にさらされるところです。両者が合されば、発ガンは促進されましょう。

ガンを防ぐためには先ず第一に、血流の流れを活発にするための努力が必要です。正しい呼吸を常に心がけることが、防ガンに大きく役立つことを知って頂きたい。第二の注意は種々な発ガン物質を遠ざけること。具体的にいえば、タバコ、塩分の濃い食事、アルコール分の強い酒はなるべく遠ざけることです。

ガン細胞は酸素を嫌うという実験データがあります。それゆえ正しい呼吸をつとめて実行する、それは潤沢な血中O_2と円滑な血流を招来します。そのことは正常細胞の代謝を改善し、逆にガン細胞の制圧に役立つわけです。私ども現代人は、釈尊の呼吸を積極的に採用して行きたいものです。

胃潰瘍、十二指腸潰瘍

最近は胃潰瘍《いかいよう》、十二指腸潰瘍がかなり多い。神経の酷使、つまり神経の異常緊張の人に多い。これは自律神経のはたらきを乱すことにより、必要もないときに胃液の分泌が起り、胃の粘膜を保護する粘液の欠乏と相まって胃壁を傷め、糜爛《びらん》から潰瘍へとエスカレートして行きます。

正しい呼吸は、自律神経のアンバランスを是正し、胃液の過剰分泌を抑制し、併せて胃壁の粘膜を正常に保ちます。釈尊の呼吸はさらに精神の異常緊張から解放し、酷使を調整するはたらきを持っています。

ノイローゼ、うつ病、その他

ノイローゼあるいはうつ病は心身の使い方にアンバランスがあり、呼吸が浅く弱い。これは生体の運営を低下させ、体調を乱す。併せて精神活動も正常から遠ざかって行く。生体の運営を正常に戻すことが先決問題です。

浅い呼吸を、力強く息を出す呼吸に切り替えて行くことによって、それがかなり克服できるのです。釈尊の呼吸は精神活動を正常に回復し、さらには徒《いたず》らなる精神的動揺を防ぎ、心身ともに安定状態をもたらしてくれます。

中国の王陽明の説かれた知行合一は、現代病の予防および克服にはきわめて重要です。せっかく頭で理解しても実行が伴わねば知らぬに等しい。実行可能なものから即座に実行して行きたいものです。

忙閑を問わず、やる気を起せば随時随所において、アナパーナ・サチはあなたと共にあります。アナパーナ・サチは現代の私どもにとり、まことに良き道連れです。

失った健康は取り戻せる

一度失った健康は取り戻せないとしたら、人生はまさに灰色か黒色となる。ところが幸いなことに、それを取り返す道があります。その道さえしっかり身につければよいのです。

道とは実践です。実行の伴わない道はない。その実践のうちきわめて重要なものは、正しい呼吸法です。

みずおちを落としては息を長く出す、または同じようにして力強く息を出す。こうした万人に可能な呼吸法を釈尊は教えています。

わが肉体を健康に保ち続けたいならば、肉体にそれだけの奉仕をして頂きたいのです。三日坊主で打ちきらず、降っても照ってもそれを続ければ、体内に隠れているすばらしい力が湧き出てまいります。そうした体への奉仕の生活を怠たらなければ、十中の八九、健康はあなたの体へ呼び戻すことができます。正しい呼吸法こそは健康生活のための起動力です。それを無視して他に求むるは富貴の家に生れながら貧里をさまように似たりと白隠和尚も申しておられます。

釈尊も白隠さんも、青年時代に呼吸では大きな失敗をしておられます。

御承知のように胸に力を入れて息を止める、いわゆる怒責です。これが修行の上でかなりの障害になったわけです。怒責は脳循環に悪影響を及ぼすばかりでなく、すべての内臓の機能まで乱します。しかしこれではいけないと気付いて、正しい呼吸法に切り替えます。

この失敗を教訓として驚くべき意欲を燃やして正しい呼吸法に取り組みます。まさに谷深ければ山嵩しです。釈尊も白隠も失敗が大きかっただけに本ものの呼吸をつかんだ時の喜びは、おそらく言葉に尽せなかったのではないでしょうか。人生には禍を転じて福となし得る喜びがあります。失敗も人生のうちです。失敗は正しい呼吸法に対し大いに意欲を燃やす原動力となります。

多くの病気は、私どもの生きている体の誤った運営に根ざしていましょう。それに早く気が付くことです。

さしたる警告なしに始まるガンは困ったものです。後で述べますが、釈尊の無形を制すという言葉は、ガンの根本対策としてこれ以上のものはないと思います。形なきを制するとは、ガンという病気をはじめから育てないことです。正しい呼吸はそのために重要な役割を演じてくれます。うっかり病気を迎え入れても、取り返しのつくうちに呼吸法の実行によって、克服して行きたいものです。ガンが忍び足でやってきても、長呼気で心身を調えて行けば、体内の僅かな異変でもとらえることが不可能ではなく、水際作戦で追放することができましょう。後で述べる身受心法の項でもう一度触れてみたいと思います。

要は失った健康に対しては、大いに意欲を燃やして、釈尊の呼吸に取り組んで行こうではありませんか。

生体の全機

釈尊の呼吸から思い出すのは、生体の全機性です。この全機という語は、かつて第二次大戦時の文部大臣をされた橋田邦彦博士が好んで使われた言葉であったと思います。それは私たちの生きている体は、逞しくよく生きるために、そのすべてが一致協力していると解したい。

最近は臓器別に相当深い研究が専門家によって行なわれています。これはもちろん重要なことですが、各種の臓器がそれぞれ独特の機能を営みつつ、すべての臓器間に深い関連性のあることを常に頭に入れておくことも必要です。

たとえば生体浄化という点にしぼれば、肺・肝・腎はそれぞれに重要なはたらきをしていますが、特にタンパク質の分解による尿素・窒素の体外排除については、肝と腎との連繫動作が必要です。肝腎かなめといった重要性を強調する言葉の本を探れば、生体浄化につながるわけです。最近は肝心と熟字していつの間にか腎が疎外されているのではなかろうか。そして又、肺におけるCO_2の排除も、肺だけでは不可能です。多くの組織の協力を得て仕事をするわけです。

また生命力保持のために必要な栄養摂取には、特に胃・腸・肝が大きな役割を演ずるけれども、その他の関連する臓器組織との関係、相互に密接なつながりのあることをしみじみ感じさせられます。

血液循環における三心臓（第一・胸の心臓、第二・横隔膜および関連呼吸筋、第三・からだ全体の骨格筋）、これらの三者間にも密接なつながりのあることを常に頭に入れておきたい。この三心臓が協力態勢をとらないと、血液の循環はスムーズに行なわれません。呼吸と循環において心臓と肺とは密接な関係にあること、そして横隔膜のごとき常に上下運動するものと、その影響を受ける近接臓器の肺・肝・心・胃・膵・脾との動的関係、圧関係など広い視野の上に立って生体の運営を管理して行く必要があろうかと思います。

それにしても胸腹両腔間の境界組織である横隔膜という筋肉集団の果す役割の重要性を思い知らされたのは、釈尊の呼吸からでありました。横隔膜を惜しみなく使う釈尊の呼吸の実践は、人それぞれに内在するすぐれた能力の発現に、また全機性の発揮に重要な役割を演ずることを知らされます。

四聖諦（苦集滅道）の組み立てとその展開

私ども人間は生きている限り、思い通りにならぬことが次々と飛び出してくるものです。そしていつまでも若く、歳はとりたくない、病気もいやだ、死にたくもない。まあこうした人間共通の悩み、人生苦についての釈尊の受けとめ方ですが、私の考えではアナパーナ・サチの実践が契機となっていると思うのです。

後で出てきますが、出る息を出る息とし、入る息を入る息とし、という釈尊の言葉がありますが、呼吸そのものをつきつめてみると、入る息が生れては消え、出る息もまた同様です。この両者の繰り返しの上に私どもの命が乗っかって生きています。すなわち呼吸の一呼一吸は、生れてそしてすぐ死ぬかげろうみたいなものです。水泡《うたかた》にも似ています。

そうした一見たよりない呼吸も止めてみると苦しくなる。この人間の肉体生命の一つの基盤になっている呼吸を通して釈尊は人生を考えました。この呼吸から人間生命を、そしてまた自然の移り変りに思いを廻らしたと思います。

生・老・死にストップをかけられない、人間もまた自然界の中の存在です。自然のなりゆきです。そうしたことから人生苦の受けとめ方をされました。それを踏まえて人生苦（生・老・病・死）の処方箋である四聖諦《ししょうたい》（苦・集・滅・道）が釈尊によって処方されました。

人間を御輿《みこし》にたとえると、それをかつぐ呼吸が絶えず生滅の繰り返しです。その受けとり方によっては、虚無感ともなりましょう。冷《ひ》えびえとした虚無の風にあてられてどうしようもなくなり、華厳の滝へ投身したのは藤村操でした。

釈尊は虚無を蹴とばしています。なぜでしょうか。長短二息のアナパーナ・サチの実践が背景にありました。身心ともに充実した状態からきわめて健全な、そして自然のなりゆきを見透す眼《まなこ》が、すでにアナパーナ・サチで完成されていました。呼吸という名の舁《かつ》ぎ手に任す御輿、呼吸をしっかりしたものにすることです。呼吸をおろそかにして人間が健康だということはあり得ない。

アナパーナ・サチこそはすばらしい呼吸法です。さればこそ三宝印（諸行無常・諸法無我・涅槃寂静）、八正道《はっしょうどう》（八つの正しく生きる道）、四意止（四意断）、五根、五力、七覚意といった発想が、泉のごとく釈尊の脳裡から湧き出てきたのでありました。

第二部 大安般守意経に学ぶ

第一章　アナパーナ・サチと修証

アナパーナ・サチ（安般守意）

「仏。越祇国の舎羈瘦国に在りき。時に仏は坐して安般守意を行《ぎょう》ずること九十日なりき」

これは仏説大安般守意経《ぶっせつだいあんぱんしゅいきょう》の冒頭に出ている言葉です。安般の安は〈註〉サンスクリットのānaで入息、般はapānaで出息、守意はsatiで守意、これを続けてānāpāna-satiということになります。

呼吸といえば人生の大半は無意識のうちにしています。ところがこれを意識呼吸に変えることができます。深く吸ったり吐いたり、あるいは力強く吐いたり、長くしたりできます。これは良い方の呼吸で、それらの中には無意識呼吸の中に含まれているのもあります。

それとは逆に、浅く弱々しい呼吸も知らぬ間に行なわれていることがあります。あるいは胸に力を入れてイキンだりすることも気付かずにしていることがあります。これらは繰り返し申し上げておりますが、私どもの体にはマイナスです。

お釈迦さまは前にも述べたごとく、苦行時代に随分はげしく息を止められたことが仏典に記載されています。それが大変悪い呼吸であることに気が付かなかったのです。それがわかれば苦行生活はもっと短くてすんだかも知れません。

強く息を止めるのを怒責《どせき》といいますが、これの一番大きな欠点は、血液の循環系を乱すということです。即ち、全身から心臓に送り返さねばならぬ静脈血の流れが妨げられるのです。このことは大脳の精神活動にもかなり悪い影響を及ぼします。次元の高い精神的な境地を求めて入った苦行生活が、裏目に出てしまったのです。これに気が付いたとき、釈尊はすでに三十四歳を過ぎていたわけです。苦行時代にはおそらく良い発想の湧くひまがなかったと思われます。

それに気付いて次になさったことは、今までとは逆に呼吸に全力を投球されたのです。これはすばらしい呼吸です。入る息、出る息を思う存分するわけです。

苦行時代にされた断息、これは非常に強く息を止めることですが、そのために脳は強いうっ血を起します（うっ血とは静脈血の停滞）。それだけではすみません、充血も起きます（充血は動脈血の停滞）。そのために脳圧が上がり、脳細胞は正しいはたらきができなくなります。これでは首つりの足を引っぱるに似ています。心を一転した釈尊は、良いと思う呼吸に対し積極的に取り組まれたのです。それも後ほど出てまいります。

いろいろな良い呼吸の中にも、短時間で疲れてしまう呼吸があります。それは出入息ともに心をこめてする場合です。ラジオやテレビ体操の最後にする深呼吸、あれはさしみのつまみたいなもので、四〜五回しかしません。このアクセサリー的（体操の先生からお叱りをこうむるかも知れませんが）な深呼吸を平然として一時間できる人はどれ位いるでしょうか。これはかなり精神力がいります。なぜかというと、普段は無意識呼吸ばかりしているのに、変った呼吸をする（これは大脳皮質の運動野《うんどうや》を煩わす）のです。しかも入る息・出る息、いずれにも大脳を使います。つまり緊張の連続です。

良い呼吸には違いないが、これを続けて行なうとなると、かなりの精神力を必要とします。もしそれをさり気なく二〜三時間やってのける人があれば、その精神力の逞しさに対して最敬礼致します。釈尊はそうした呼吸を九十日間し続けたというのですから、その超人ぶりにはただ驚くほかはありません。先の苦行といい、アナパーナ・サチといい、これと志向したことは徹底的にやり抜くお方であったことがわかります。

これは先の苦行（体力が低下し、精神活動を攪乱する）と異なり、心身いずれにも大きな貢献を致します。問題は持続性です。釈尊はそれを見事に克服されたのでした。これは天台宗の回峯行（最近では葉上照澄長﨟が完遂）にも似た難行ではないかと思います。

最初釈尊の頭に閃《ひらめ》いた全力投球の呼吸は、やがて改良されます。それは出息長・入息短の呼吸です。これはまことに調和のとれた呼吸法です。出る息は長いが、入る息は短くてよい。努力の点からすれば、出る息には心を傾けるが、入る息は力を抜くといった調和呼吸です。緊張の連続では疲労が早いが、緊張と解放の繰り返しならば持続可能です。

呼吸というけれど、それは呼吸筋群の運動ですから、緊張と弛みの二相の調和が必要です。一見不釣合に見えるこの呼吸のパターンは、肺のガス交換、血液循環いずれの面でも抜群の呼吸です。

この改良されたアナパーナ・サチは心身両面に驚くべき効果をもたらします。

苦行を打ちきる

「弟子達よ。私はこの三ヶ月間、出息を念じて多く得る所があった。入る息、出る息、長短の息等の様々なる息を実の如く知った。かようにして私は麁《あら》い思惟にあった。弟子達よ、私はさらに進んで長い間、より微細なる思惟に入った。この時、美しい三人の天子が私の許へ来たが、一人がいう〝この人に死の時が到った〟。他の一人はいう〝否死の時が到ったのではない。それに向うているのだ〟。第三の天子はいう〝そのどちらでもない。これは道を実修しているのだ。即ち聖者の寂静の境地である〟。

弟子達よ。三人の天子はかように私の実習を話し合うていたが、しかし若し正しくいうならば〝聖住〟〝天住〟〝梵住〟〝学住〟〝無学住〟又は〝如来住〟と名づくべきであろう。修養の道程にある人はこれによりて得ざる所を得、到らざる所に到り、證《さと》らない所を證るであろう。若しまた既に證りにある人にとっては現前する法の楽しみがある。これぞ即ち入出息法（安般守意）を正しく言いいづるものである」

（雑阿含経《ぞうあごんきょう》第二十九第六経）

これは釈尊が正覚を成ぜられてから間もないころ、弟子達に語ったものでしょう。

私はこの三ヶ月間アナパーナ・サチ（心をこめた呼吸）を実行して、まことに得るところが多かった。入る息、出る息に、長短の息などを心をこめて実行して、まことに得るところが多かった。

はじめは思索も大まかであったが、この呼吸を実践して行くうちに、次第に思索も深まって行った。それは今まで気付かなかった微細な点までわかるようになった、と申しておられます。

釈尊の呼吸に関する文章は大安般守意経のほか、阿含経その他の経典の中にも散見されます。この文章もその一つです。アナパーナ・サチによる禅定中の釈尊の様子を見た三人の天子等の、三様の考え方が述べられています。それに対し釈尊は次のように述べておられます。

修行の道程にある人は、これによって今まで得られなかった所を得、到らなかった境地へ到り、證らない所を證るであろう。若しまた既に證りの境地にある人には、目の前に現われる法の楽しみがある。これこそ入出息法（アナパーナ・サチ）を正しく言いいづるものである、と。

心をこめた呼吸を三ヶ月も続けることは、容易なわざではありません。釈尊はまさに超人的なお方であったことが推察されます。

ものを見る場合、概略的な見方、表面的な見方、あるいは深い眼で観察するなど、人それぞれあると思う。釈尊の場合、苦行時代とはうって変った深い観察と思索になります。それまでは釈尊の心に生・老・病・死の苦の問題が重くのしかかっていたのですが、このすばらしい呼吸によって解決の道が開かれたのでした。

このすばらしい呼吸は、釈尊が肉体生命を閉じるまで続けられたことが、その後の精神活動のすばらしい展開を見てもわかります。

次にはまた安般守意経へ戻りますが、前もってお断りしておきたいことは、この経典の全訳ではありません。与えられた頁数にも限りがありますので、かなりの部分を割愛させて頂きました。

自在慈念の意《こころ》

「安般守意（略して出入息法ともいう）は自在慈念の意《こころ》を得、還た安般守意を行じ已《おわ》って、復た意を収めて念を行ずるなり」

生・老・病・死の苦、これは人類共通のものです。この四苦の解決といっても、それは人間が年をとらなくなり、死なないですむというものではない。それは不可能だからです。そこで自分にも、また誰にも納得のいく解決策でなければなりません。

釈尊のその解決の糸口も呼吸からでした。それは前にも触れ、また後で出てまいりますが、出る息と入る息の、生れては消える繰り返しの上に人間の生命が続いて行くことに気が付きます。その呼吸が止まれば、その上に跨って生きている人間の肉体生命も終るわけです。

ただそれだけですとニヒリズムに陥りやすいが、釈尊の場合はそうではありませんでした。良い呼吸とそうでない呼吸では、その上に乗っている人間生命まで変ってくることに気が付きます。釈尊はアナパーナ・サチの実践により心は調い、そして一日一食ながら体力も充実し、体の中から逞しさが湧き出たと思います。

本文ではその前に、安般守意と自在と慈念のことが先ず出てきます。私どもの生活は目に見えない数々の縄で縛られた生活をしています。この見えない縄付きの生活ゆえに、ある面では生活が保証されています。人間は多くの場合、集団生活をします。その生活を円滑に和やかにして行くためには、種々の規則を守る必要があります。そうした面と同時に、見えない手枷《かせ》・足枷《かせ》をはめられ、または自分ではめて、時には心や体の自由を奪われます。勤め人はサラリー生活をします。それは生活上の必要物資の購入に必要ですが、時にはそのサラリーに縛られて、希望もしない転勤もしなければならない。

あるいは身近にガンで命をなくした人がいると、自分もいつかは？　と不安になります。これが進むとガンノイローゼ、ガンの恐怖という縄で自分を縛ってしまいます。

そうした縄ほどきに、アナパーナ・サチは底知れぬ力を現わします。それは、アナパーナ・サチの積み重ねによって体細胞のバイタリティを高めますので、細胞のガン化に対する抵抗力が強力に発揮されます。これも後で出てまいりますが、無形を制するわけです。

少し横径へそれたので話を本すじに返します。それは自在についてです。先ほどの無形の縄、無形の手枷・足枷の中には、それらが心の中へ強力に入りこんで、梃《てこ》でも動かないものもありましょう。ところがアナパーナ・サチの長呼気には、それらをさらさらと脱落させる力がかくされています。

これも後に出てまいりますが、「持つものなき心、とらわれなき心」は、折にふれては釈尊の口から出てくる言葉であったようです。心に固着してとれない執《とら》われが長呼気によってとれて行くから、面白いものです。眼にこそ見えね、心をがんじがらめにしていた縄や枷が音を立てて脱落して行くかのごとくで、その後には自由を取り戻した心のさわやかさが現われます。

釈尊が九十日の出入息法の行を終えられたとき、最初に現われたのはこの自在であったわけです。何ものにもとらわれない自然の運び行きに身を任せたときの爽快感が、そこに待っていたのではないでしょうか。

それに続いて現われたのは、慈念の意《こころ》でありました（自在慈念の意を得）。自然の運びそのままの相《すがた》が釈尊の心に投影されたことでしょう。そこには森の動物たちの生活も眼に入るでしょう。無条件でその子を可愛がり育てる動物の親たちの姿、あるいは蝶や蜂の来訪を待って蜜を与える花、大きなスケールでは熱と光を惜しみなく生物に与えている太陽、そこには暖かい慈しみの心が流れていることを感じとられたのではないでしょうか。多感な釈尊は生れて数日もたたぬうちに生母を失っており、動物たちの親子の間に流れる暖かみを、瞬《まばたき》もせずに見守ったことでしょう。

こうした自然界の慈しみの現象は、折にふれ釈尊の心に深く刻みこまれたのでしょう。こうした自然界の慈念の意が、アナパーナ・サチの積み重ねられていくうちに釈尊の心に充ちあふれたのではないでしょうか。そしてこれも後ほど出てくる自然さながらの智慧も、アナパーナ・サチから泉のごとく流れてきたように思われます。

それは、アナパーナ・サチなる呼吸は血中酸素を豊かにする呼吸です。脳細胞は体細胞の中で最も多く酸素O_2を必要とすることが現代の医学でわかっています。脳細胞はアナパーナ・サチによって、その持てる能力を惜しみなく発揮するでしょう。

正しい呼吸こそは悟りへの道

「世尊は、ある時祇園精舎《ぎおんしょうじゃ》に於て弟子達に語られた。〝弟子達よ、入息出息を念ずることを実習するがよい。かくするならば、身体は疲れず、眼も患まず、観《かん》へるままに楽しみて住み、あだなる楽しみに染まぬことを覚えるであろう。かように入息出息法を修めるならば、大いなる果と、大いなる福利を得るであろう。かくて深く禅定に進みて、慈悲の心を得、迷いを断ち、證りに入るであろう〟と」

（雑阿含経第二十九第十経）

この文章も阿含経の一節です。

心をこめて行なう正しい呼吸は、私どもが生きて行く上に大変価値のある呼吸です。釈尊があるとき祇園精舎で多くの弟子たちを集めて、正しい呼吸の重要さについて話をされました。出入の息に心を集中した呼吸は、ある程度練習する必要があります。

入息・出息を念じつつ行なうならば、それはおのずから丹田呼吸になっているのです。下腹部の充実した呼吸です。それはきわめて効率のよい肺のガス交換、ならびに全身の快適な血液循環が行なわれるので、不思議と（実は不思議ではない）疲労を覚えない呼吸法であることがわかります。

この呼吸法は眼も疲れず病まず、そしてものの観方、考え方が深まるままに楽しい生活ができ、後で悔を残すような楽しみに染まらないことを覚えるであろうと。

さらに言葉は続きます。かように入出息法（安般守意、つまりアナパーナ・サチ）を修行するならば、大いなる果と大いなる福利を得るであろうと。かような呼吸によって深く禅定に進み行けば、慈悲の心を得、迷いを断ち、證りに入るであろう、と申されているのです。

悔少なき道を行く

「入息（安）を道を念ずと為し、出息（般）を結を解くと為し、守意を罪に堕せずと為す」

「安を罪を遮すと為し、般を罪に入らずと為し、守意を道と為すなり」

私どもは人間として生れ、他の動物に生れなかったことに感謝したい。人生に悔多き道と、悔の少ない道とあるなら、いずれを選ぶでしょう。やはり悔なき道を念じて行きたいものです。生き行くためには食べて行かねばなりません。衣も住居も必要です。時には衣と住にこだわらない生活もありましょうが、食だけは欠かせません。長じては適当な配偶者を得て、そしてまた子供を育てます。後継者を育てることは生物の大原則です。自分を生かして行こう（自己保存）、後継者を育成して行こう（種族保存）とするはたらきは、本能として何人にも共通していることでしょう。

この二つの本能にからむ煩わしい悩みが次から次へと起りがちです。時には誤ちをおかすこともあります。できることなら誤ちの少ない、省みて悔の少ない道を通って人生をおさらばしたいものです。そうした場合、良い呼吸・正しい呼吸が大変役立つことを釈尊は教えられています。人間は大体において集団生活を営み生活している。してみると、そこには対人関係においてトラブルも起るでしょう。

そこで釈尊は般（出息）は結を解くと為すと言っておられます。結とはむすぼれです。たとえばあの人にこういうことを言われたから一生忘れられんというのは、気にいらぬ言葉がむすぼれ、こだわりとなって頭から離れないわけです。釈尊はこうしたものは解かしてさらりと流してしまいなさいと言っておられる。しかし心のみでそれを流してしまおうとしてもむつかしい。それには呼吸です。

出る息とともにそれを体外へほうり出すのです。痛み・悲しみ・妬み・悶え・怨みなども長呼気、または力強く吐き出す息とともに体外へ吐き出してしまいます。一度に処理できなければ、何回でも分けて出します。

釈尊の呼吸、アナパーナ・サチは、長呼気です。長い呼気を練習しておくと、大いに役立ちます。〝般を結を解くと為し〟、つまり出る息をつとめて長くして、それでこだわりを一掃してしまいなさいというわけです。

そしてわが行く道の中へ誤ちが入ってこぬように遮断し、あるいは運転を間違えて誤ちの中へ突入しないように、そして悔の少ない道を行くのには正しい呼吸が役立つのですよと教えているようです。

このようにアナパーナ・サチの呼気は生理学的・心理学的両面に役立つわけです。

こうした呼気を日常生活に大いに活用してまいりたいものです。

正しい呼吸は心の動揺や乱れを鎮める

「入息（安）を定と為し、出息（般）を動揺せしむる莫しと為し、守意は意を乱す莫きなり。

安般守意を名づけて意を御して無為を得るに至ると為す」

この文章を読んではじめに気が付くことは、呼吸と心とが関連していることです。日常はさりげなく行なわれている呼吸ですが、意識を用いて呼吸をすると、呼吸のパターンを変えることができます。

そこで入る息・出る息を普通の呼吸より少し長くしてみます。それを繰り返すうちに心が落ちついてきます。さらにそれを続けて行くと心がさらに安定した状態になり、今まで動揺しがちであった心が鎮まり乱れることもなくなる。

情報過多の現代では私どもの心も動き揺れるので、何か心の落ちつきを失いがちになります。特に不安・心配、さらには恐怖を起す情報が多ければ心も乱れましょう。そうした心理状態を鎮めようと心がけてみても思い通りにはいきません。ついには夜も眠れなくなる。睡眠薬や精神安定剤を用いる。それを重ねて行くと薬を手放せなくなります。人によっては薬の量をふやさぬと効かなくなるし、時には種々な副作用に悩まされるといったことが起きます。

私どもは安易に薬を用いる傾向があるが、これは考える必要があります。幸いなことは人間は誰でも自分の体を自分でコントロールする能力を持っています。それを充分に活用すればよいのです。心で心の乱れや動揺を防ごうとすることは火で火を消すに似ています。防げないばかりかさらにエスカレートするおそれさえあります。

そうした場合、釈尊は正しい呼吸を用いることを教えています。良い呼吸は心の動揺や乱れを鎮め、さらにそれを積み重ねることによって安定した精神状態を身につけることができるのです。呼吸を種々に工夫してみるとわかりますが、最も効果的なのは出る息を次第に長くする努力です。息を深く吸うことも心の安定に役立ちますが、長呼気はさらにすぐれているのです。釈尊が弟子の求めに応じて説かれた心の鎮静法は長呼気呼吸であったと思います。つまりアナパーナ・サチを積み重ねて行けば六波羅蜜の定慧《じょうえ》が展開し、無為の境地を味わうことができるわけです。このことはそのまま現代人に役立ちます。

息をつとめて長く出すことがどうして心の鎮静作用をもたらすか、ということを考えてみましょう。長呼気は脳の静脈血を心臓に速やかに返すはたらきがあります。次のようなことを経験したことはありませんか。たとえば激怒した場合に、出る息をつとめて長くしてみます。それを数回もしくは十数回試みますと、たとえば額に青すじがあればそれが消えてしまいます。額の青すじは頭部の静脈のうっ血です。

長呼気は脳の静脈血のうっ血を解消する妙薬といえましょう。そうすれば次には、酸素を豊富に含んだ動脈血が頭部へ向ってスムーズに流れます。これは脳細胞のはたらきを良くし、精神活動は健全にそして活発になります。

良い呼吸には四楽あり

「意を守る中に四楽あり、一には要を知るの楽しみ、二には法を知るの楽しみ、三には止を知るの楽しみ、四には可を知るの楽しみと為す」

正しい呼吸を積み重ねて行くと心も体も調い、この調った心と体から種々の楽しみが湧いてくるものです。これに反し呼吸も浅く心身ともに不調の場合は、真の楽しみは湧いてこない。その楽しみは不健全、不自然で、体や心の奥底から湧き出てくる楽しみではない。不自然な楽しみはたまゆらの楽しみが多く、長続きせず、かえって苦しみを増すようにもなる。それに対して心身ともに調っている場合は、健全で常に変らぬものです。

第一の要楽は人生の根本の楽しみで、いわば生甲斐《いきがい》といったものです。われひとともに喜びを分かちあえる楽しみ、枯れることのない喜びが要素に入るのではなかろうか。一夜にして喜びが消え、悲しみに変ったりする楽しみは要楽とはいえない。

第二の法楽は法を聞いて楽しむ。あるいは法を得て喜ぶ楽しみ、法に叶った生活上の楽しみです。名画・彫刻を見て楽しみ、良い音楽を聞いて楽しむ。あるいはしばらくぶりに親しい人と会う楽しみ。あるいは花咲き鳥うたうを見、聞きする楽しみ、または変り行く四季折々の眺め。しかし、それらを受けとめる側の心や体の状況によっても、感じ得る楽しみは一様ではない。心身ともに健全であるか否かにより、楽しみの度合いも異なるでしょう。

いずれをも健全にしておくことが楽しみへの度合いを増すことになりましょう。同じ酒でもこの世は天国、天の美禄・百薬の長と感ずることもあり、その裏にはほろにがさ、やたらと溜め息の出る場合もありましょう。法楽にも節度あり、ほどほどのところが良いのではなかろうか。法楽は、人それぞれに差もありましょう。

第三の止楽、これは特殊ともいえる楽しみで、ともすればいろいろな欲望により私どもの心は散り乱れ、そして動揺もする。そうした心の乱れを鎮め、動きを止め、心を一事一物に集中し、そこから湧き出る喜び楽しみを止楽と名付けたものでしょう。

釈尊がかつて苦行のみに専念した六年間の生活から、一転して今度は九十日間のアナパーナ・サチの呼吸の修行をなさいます。そこから雑念は消え「止」「観」の状態に入られたとき、同じ現実の世界がこのようにすばらしいものであったかと、感歎おくあたわざる止楽にひたられたであろうことが推察されます。心を集中する楽しみ、すなわち止楽は、また観察の眼を深め、そこからまた新たなる楽しみも湧き出てきましょう。

第四の可楽とは「楽しむべき」ものというわけで、さらに「楽しむべきものを知る」ということになれば、楽しみへの節度ということもおのずから考慮されましょう。酒がうまいからとてはめをはずせば、明日の仕事にも影響するでしょう。節度ある楽しみ、楽しむべき限度を知る楽しみということになりましょうか。おそらくこの可楽こそは洗練されたる楽しみであり、変ることなき楽しみであり、最高の楽しみではなかろうか。

以上の四楽については、一応御理解頂けたと思います。経験豊富な皆様は、それぞれに多彩な解釈をなされることでありましょう。

そこで今度は一転して、釈尊の体験された苦と楽について皆様とともに検討してみたいと思います。六年にわたる苦行生活ではありとあらゆる苦を体験されたことが釈尊御自身のお言葉として残っているそうです。あらゆる苦を体験された上での楽です。苦をふまえての楽しみ、そして四楽という楽しみの分類は、釈尊ならではの感を深く致します。

他に投げかけた言葉が、その人に福をもたらせば、それがみずからの楽しみとなる、そうした一投石の波紋が拡大して行けば、その楽しみも拡大して行くことになりましょう。今日の楽しみが明日は涙に変るような楽しみと較べ、何と広々した楽しみではありませんか。

そうした境地に立たれた釈尊の肉体の終焉は、そこに居合せた弟子達にひとかけらの苦痛も感じさせず、為すべきを為し、吾がこと終れりというまことに安らかなるものであったことが推察されます。

空定に応ずるの意

「入息（安）を有と為し、出息（般）を無と為す、意は有を念じて道を得ず、意は無を念じて道を得ず、亦《また》有を念ぜず、無を念ぜず、是《これ》ぞ空定に応ずるの意にして、道に随う行なり。有とは謂《いわ》く万物、無とは謂く疑、亦は空と為すなり」

仮りに呼吸を有と無に分ければ、入息が有で出息は無というわけです。釈尊在世当時の気持で呼吸を考えてみれば、入る息はその中に人間が必要とするものがあるから吸うんだというわけ、そして出る息は体に必要でなくなったから出て行くのだと、まあそんな風に考えると、安は有、般は無といった言葉の意味が理解できる（実際には吸気内の酸素が全部吸収されるわけではない。出る息にも酸素は含まれている）。

随って万物は変ることなく常に存在するのだという固定観念にとらわれてはいけないし、今現に存在しているものが消えて行くではないか、世の中は虚《むな》しいものだという虚無に走ってもよくない。こうした偏った考え方は、いずれも人生行路を正しく歩み行くのに適当ではない。有を念じて道を得ず、無を念じて道を得ずとはそんな意味ではなかろうか。

そのいずれにも偏らず、変り行く万物をそのままに眺めて行く。たとえば錦を飾った秋の紅葉はすべて跡かたもなく大地に還り、その面影は消えてしまう。しかし春が来れば死木のごとき枝から再び芽が出て、大地は一斉に緑を吹き出すではないか。

有とは万物。万物はいつまでも変らぬものと思い、それに執着し悩む。それゆえ悩みはつきない。次に無とは疑。つまり万物を否定し、ニヒルとなり、すべてのものへの興味を失い、無関心となり、世をはかなみ、終《つい》には自己を自殺へと運び行く。

いつまでも有ると思ふな親と金　　無いと思ふな運と災難

こうした諺《ことわざ》は、まさに有に偏せず、無に偏せず、空定に応ずるの意というところであろうか。あらゆるものの変化相を偏りなく観察し行くことはまことに重要であるが、ともすれば私どもはあるものに偏しやすい。変転して停まるなき流れに乗って、空定に応ずる意を失わず生き行く姿勢を、釈尊は現代人にも説き続けていると受けとって行きたい。

人間の叡智によって築き上げてきた科学文明は、今や原水爆のごとき大量殺戮兵器の製造にまでエスカレートした。仮りにこの現実に即して私ども人間の進むべき道を釈尊に尋ねることができるとすれば、どのような答えが返ってくるであろうか。

それはおそらく全智全能力をふるって、かかる兵器の使用禁止を叫ばれると思います。なぜならば、釈尊はとるにたらぬ小さな虫の生命さえ軽視されなかった。わが国は唯一の被爆経験国であり、一億国民は広島・長崎の悲惨な多くの被爆者に代って全人類のために凶悪兵器の廃絶を叫ぶべきでありましょう。

呼吸も因と縁が必要

「安（入息）を本の因縁と為し、般（出息）を處《お》る所なしと為す。道人は本の従来する所を知り、亦滅の處《お》る所なきを知る。是を守意と為すなり」

入息というと大気が何か自然に入ってくるようにとれるが、そうではない。大気を肺の中へ吸い入れる機構が、誰にも備わっているのです。

御存じのように、左右の肋骨を挙上することにより胸部を拡げます。それと横隔膜の収縮下降です。胸腔は大気より圧が低くなり、これを陰圧といいます。それによって大気が肺内に導入されます。

しかしそうしたはたらきがあっても、空気がなければ呼吸ができません。吸い入れようとする因と、入ってくる空気という縁が和合してはじめてそこに入息という現象が現われます。

たとえば空気を吸い入れようとしても、空気がなければ吸えません。かつてソ連の宇宙飛行士が三人とも全部死の帰還をした悲しい出来事がありました。それは大気圏外の事故で、宇宙船内の酸素が一瞬にしてなくなってしまったからでした。宇宙船のハッチのネジのしめ方が不充分であったのでしょうか。

地球は幸い大気によって包まれています。地球上にはいたる処に空気があり、不自由をしません。

このソ連飛行士の事故とは反対に、吸うべき空気は充分あっても吸えない病気があります。喘《ぜん》息《そく》の発作や異物が喉に引っかかって窒息を起したとき、あるいは重症筋無力症で呼吸筋がはたらかない場合です。これは鉄の肺の中に入って呼吸を可能にすることはできます。

そこで呼吸筋が完全にはたらきさえすれば空気は地球上にふんだんにあるので、私どもは何の心配もなく呼吸ができるわけです。私どもは息を吸うことなど考えてもみないほど当然すぎることと思っていますが、釈尊のいわれるごとく、やはり因と縁の和合によって行なわれていることを知らねばなりません。〝安を本因縁となし〟はそうした意味がこれから汲みとられます。

このようにして吸い入れた大気はまた出さねばなりません。〝般は處《お》る所なしと為す〟とは、出る息をそのまま留めておくわけにはいかない、というわけです。

呼吸にほとんど緊迫感というものを感じないのは、地球上のほとんどすべての人が因と縁とに恵まれているからです。緊迫感を感じないからとて、おろそかにはできません。

こころみに呼吸を二〜三分間止めてみるとどうなるでしょう。居ても立ってもいられない苦しさに襲われます。呼吸が如何に重要なものであるかがわかります。

〝道人は本の従来する所を知り、亦滅の處《お》る所なきを知る〟。

呼と吸の、そもそもの本を知るべきであると釈尊は私どもに警告を発しているようにとれます。

〝是を守意と為すなり〟。

つまりそうした呼吸について深い関心を持ち、正しい呼吸を常に心がけて行きたいものです。

良い呼吸は心身を浄め活力の源泉となる

「入息を清とし、出息を浄とし、守を無とし、意を為と名付く。是清浄無為なり。無とは活、為とは謂く生にして復苦《また》を得ざるが故に活と為すなり」

呼吸は生きて行くのに欠くことのできないものです。呼吸という言葉は通常肺のガス交換に使われています。つまり酸素を血中（動脈血内）へ取り入れ、炭酸ガスを体外へ排除するわけですが、これを外呼吸という場合は、細胞のガス交換を内呼吸という。これはどなたもすでに御存じの通りです。

これが単細胞動物（アミーバなど）ですと細胞の表面から簡単に行なわれます。私ども人間は多細胞動物で、そんなわけにはいきません。人間の体表面は畳一枚ほどの表面積しかないので全細胞（五十兆から六十兆といわれている）に行きわたるガス交換は不可能です。そこで肺という、きわめて効率のよいガス交換装置ができたわけです。またそれを直接全細胞へというわけにいかないので、血液を媒体としてそれが行なわれているわけです。

そこで入息を清とし、出息を浄とすとあります、清、浄いずれもきよめる意味があります。内外の呼吸を正しくしてやれば血液、そして細胞がきよめられるわけです。肺のガス交換を活発にしてやることは細胞の活力を高めることになります。その理由についてはほかのところで述べようと思います。アナパーナ・サチの正しい呼吸をすれば体の全細胞の生命力が高められ、それはまた体全体の健康につながるわけです。

良い呼吸、正しい呼吸により、全身の細胞をきよめ、それによって活力が湧き出てくるのだと解すれば、二千数百年前に釈尊はすでに呼吸の重要さに深い関心を持っておられたことがわかります。そうした良い呼吸の清浄性と前後して、不浄のことについても言及しています。私どもの体も心も、つい汚れがちとなります。たとえば鏡の表面が汚れやすいように。それゆえ心身ともにみがき、手入れを怠らぬようにすることが必要です。汚れを絶えず除くことによって清浄《きよめ》られます。

釈尊在世当時は呼吸の生理学的作用も今ほど解明されていなかったでしょうから、出入息ともにきよめるのだという表現を用いたと解したい。その清浄は私どものはからいではなく、おのずからそれが行なわれているのだというわけでしょう。そして無為は活生なりとは、そうしたアナパーナ・サチのごとき正しい、良い呼吸を積み重ねて行くところに活力が湧くんだと解したいのです。

釈尊は正しい呼吸を心をこめてなさった方で、その体験的なものがこうした言葉となったのでしょう。

正しい呼吸が肉体に好影響をもたらすばかりでなく、心の面にもはかり知れないはたらきを持っており、それについては後から数多くのものが出てまいります。良い呼吸は肉体ばかりでなく、心まできよめるのだということになると、これは真剣に取り組んで行かねばなりません。

因みに正しくない呼吸とは弱く浅い呼吸（この他にもあり）などですが、きわめて浅い呼吸ばかりしていると、アノキシア（酸素不足）となり、弱い呼気では炭酸ガスの排除が不充分で、これまた生体に種々不都合なことが生じます。これについてもいずれ述べて行きたいと思います。正しい呼吸により生体はおのずからきよめられ、さらにそれが活力の源泉となるわけです。

ガンセンターの内科医長をしておられた高谷治博士は、ガンについて次のように申しておられます。

「体内の流れるべきもの（血液・リンパ）が停滞しがちなところにガンが発生しやすい」と。横隔膜を惜しみなく使った呼吸は、肺のガス交換と同時に血液・リンパの流れまで活発にします。これはガン予防のために大きな力となるのではないかと思います。正しい呼吸の特徴たる清浄活生のはたらきは、あたかも釈尊が現代人に説法しているような気がします。

高度に発達した科学文明の生活では現代人はともすれば呼吸が浅くなりがちです。アナパーナ・サチこそは現代人にきわめて重要な呼吸であることがわかります。

〈註〉　宇井・山辺両先生の解釈による。

第二章　出息長・入息短

数息を地となし

「数息《すそく》を地と為し、相随を犂《すき》と為し、止を軛《くびき》と為し、観を種と為し、還を雨と為し、浄を行と為す。是の如き六事は乃《すなわ》ち道に随うなり」

本文では呼吸を農作業にたとえて説明しています。

種を蒔《ま》いてそれが芽生えるまでには、いろいろな条件が必要です。先ず第一に大地があること、土が硬ければ耕さねばなりません。それには犂《すき》が必要です。相随が犂というわけです。それを牛に牽かせるのに軛《くびき》がいります。止をそれに当てています。そこで種蒔きの段階になります。観が種です。さらに潤《うるお》いが必要です。還を雨とします。そして浄が仕事となります。種が芽生え、成長し実を結ぶまでには、いろいろな条件が揃わねばなりません。最後の収穫（浄）まで入れて、どれ一つ手を抜いてよいものではありません。

人間の生命活動に欠くことのできない呼吸もこのように指摘されてみますと、ゆたかなみのりのある人生を送るためには呼吸もおろそかにはできません。

単に呼吸という言葉で表現されている体内の運営は肺の換気のみでなく、それが血液循環に重要な役割をも分担しており、呼吸運動のあり方によっては自律神経、あるいはホルモンのバランスにも重要な影響を及ぼしていることを考えますと、単なる無意識呼吸のみに任せておくわけにはまいりません。

さらにうるさいことを申し上げますと、肺に呼吸させているから呼吸運動だというわけで、胸腔の拡縮を受け持つ筋肉の運動をそう呼んでいますが、腹腔の圧変動も同時に行なわれるわけですから、胸腹両腔の圧変動運動、あるいは躯幹圧変動運動と呼ぶべきです。二千年以上も前から呼吸あるいは出入息という言葉で慣らされてきていますので、やはりその言葉を使いますが、その動きが生体にとりきわめて大きな影響力を持っているので、おろそかにはできません。

それならばその動かし方は大変むつかしいかといえば、左にあらず、手足の筋肉を惜しみなく使い自然の運び行きに従って行けば、それがそのまま良い呼吸になっているのです。手足を惜しみなく程よく使えば、それが横隔膜のはたらきに直接つながっているのです。これが坐位の呼吸となると、大脳皮質の運動野から横隔神経を介して横隔膜を運動させる指令が必要となります。そこに坐の丹田呼吸の修練が必要になります。そこでアナパーナ・サチの呼吸が脚光を浴びるわけです。

現代人に必要なこの呼吸を二千数百年も前に釈尊が実践していたのです。私どもは今またあらためて、この呼吸のすばらしさを見なおす必要があります。

意《こころ》は意で制することはできない

「数息・相随・止・観・還・浄を念じて意を習せんと欲す。道に近きが故なり。是の六事を離るれば、便ち世間に随うなり。数息は意を遮すと為し、相随は意を斂《おさ》むと為し、止は意を定むと為し、観は意を離ると為し、還は意を一つにすと為し、浄は守意と為す。人が意を制することを能わざるを用《もっ》ての故に此の六事を行ずるのみ」

前文では入息・出息・守意をあげて心の安定作用を説き、本文では同じことをアナパーナ・サチの六段階に当てはめて説明しているが、いうところは前文と同じところをとらえています。この数息・相随・止・観・還・浄を念じて取り組む実践です。

実践こそは道です。実践なくしては道はありません。頭で理解するのみでは画餅に等しい。概念智は離れやすい。実践による体験智こそが役に立つ、王陽明の知行合一です。理解したならば早速実践に移すことです。頭のみの理解では役立たず、世間の雑事に心をかきまわされてしまう（世間に随う）。

ここで六段階を個別に説明しています。眼や耳などから入ってくる外界のわずらわしさを遮断するのに数息がいいし、意を斂むるには相随がよい。止は意《こころ》を安定させ、観は不必要な念《おもい》を意から離れさせ、還は意を一つに向け、浄は以上を実践する。

なぜこのようなことをいうかとなれば、心で心を制することがむつかしい、ひたすらこの六事を行《ぎょう》じて行くのみであるということです。

至誠の人

「数息を至誠と為し、息の乱れざるを忍辱と為す。数息の気は微にして復出入を覚えず。是の如く当《まさ》に一念の止を守るべし」

数息に上達すると、雑念・妄想が払拭され正しい呼吸になります。一回の呼気五秒以上の数息がさらに積み重ねられて行きますと、体と心との調和がとれ、次第に心身一如の状態になってきます。大自然にも深い眼を向け、観察ができるようになります。そして自分は大自然の中で生き、生かされているのだという実感が湧いてくるようになれば、釈尊のいわれる至誠の人に一歩一歩近づいて行くわけです。

数息もはじめのうちは乱れがちです。しかし自己に鞭打ちながら数息に打ちこめば、息の乱れは消えてなくなります。息の乱れは心の乱れです。正しい数息を積み重ねて行くには、やはり努力を必要とします。忍耐づよく数息を続けて行きます。

数息も高度の段階に進むと、みずおちの深い括れができ、強い腹圧がかかり、その状態で周囲の人には全く気付かれぬような静かな息の出し入れが可能となります（数息の気は微にして）。この境地を守り続けて行くことにより、釈尊の成道後の境地もわかるようになるでしょう。至誠の人となるためには、やはり苦痛に耐え忍び、正しい呼吸の実践が必要かと思います。

数息と相随で内外を浄める

「数息は外を断ち、相随は内を断つ。数うることは外より入りて外を断つと為し、亦外の因縁を離れんと欲し、数は中より出でて内の因縁を離れんと欲し、外の身の離と為し、内の意の離と為す。身の離、意の離、是を相随と為す」

数息には呼気数息と吸気数息があります。呼気数息は声を出しながら息を数える（無声でもよい）。吸気数息は息を吸いながら数えるから無声数息です。この両者を活用します。心身を浄めるのに二法があるというわけです。第一は外部から侵入して心身を汚すものと、内部から生じて心身を汚すものとがある。前者は色・声・香・味・触です。後者は雑念や妄念です。これらを断って心身を浄めようというわけです。その手段として、外部からのものを遮断するには数息（吸気数息）を用い、内からの雑念・妄念は呼気数息を用いる。つまり出る息とともに雑念・妄念の類を追い出し、それから離れてしまおう。それにより内は心を浄め、外は体を浄めようというわけでしょう。それには数息と相随が役立つというのです。この文章は方法と表現のように受けとる方も多かろうと思います。

実は釈尊の言葉に水をむけて恐縮ですが、さらにすっきりした浄め方があります。それは同じ釈尊の長呼気を用いるのです。これで内外両面からの不用物を遮断できるのです。長呼気（相随もこれに含まれる）は、内外を遮断し浄めるのに大いに役立つのです。皆様も早速実行してみて下さい。十秒から二十秒、あるいはそれ以上の長呼気で雑念・妄念は払拭し、五官を経由して入り来る不用なものを遮断するのに役立つことがわかります。釈尊の実行された長呼気だけで、内外がすっきり処理できるというわけです。

「数息は内外の因縁を断たんと欲す、何等をか内外と為す。謂く、眼耳鼻口身意を内と為し、色声香味細滑念を外と為す。
行息は意をして空に向わしむと為し、但余意を止めんと欲するのみ。何を以て空に向うと為すや、息の中に所為無きが故なり」

私ども生きている人間を煩わしく悩ます六境に対する六入です。つまり眼耳鼻舌身意なる感覚受容器が、それに対応する誘惑的な色声香味細滑念を受け入れるからです。

そうした場合でも、数息が六境と六入の両方をシャットアウトしてくれるのだというのですが、どうでしょうか。やっぱり釈尊のように徹底した修行をした方でなければむつかしいのではないかなどとブツブツ言っていると、修行が足らんとお叱りを受けます。

次の行息《ぎょうそく》は意をして空《くう》に向わしむですが、行息とは良い呼吸を行《ぎょう》ずることです。つまり正しい呼吸を大いに積み重ねて行くと、心を空に向わせることができるというわけです。なぜかというと、呼吸そのものが空だからです。生じては消え、消えては生ずる呼気と吸気、この両者は肉体生命を閉じるまで続きます。

こうして果しなく生滅を繰り返す呼気と吸気の上に私どもの肉体生命が乗っかって生きているではありませんか。これを空的存在といわずして何といえましょう。空は他に求めずとも、最も近いおのが体内にその理を発見できるわけです。心を空に向わせれば、他の雑念はおのずと消えよう。それならば何故に心を空《くう》に向けしめるかといえば、息そのものは自然のものであり、息の中には為す所がないためだということです。

出る息は長く入る息は短く

「数息の得られざるに三因縁あり。一には罪が到る、二には行が工《たくみ》ならず、三には精進せざるなり。
入息は短く、出息は長く、念《おも》いに従う所無きを道の意と為し、念《おも》う所の有るを罪と為す。罪は外に在って内に在らざるなり」

呼吸が調わないのには、三つの原因がある。第一には、呼吸が調わないような障害がやってくること。たとえば雑念や妄念が次から次へと浮かんでくる。第二は数息の実行が上手でない。第三には心をこめて熱心にやらないからです。

入る息は短くてよいが、出る息はつとめて長くすることを心がけて行くと、次第に雑念が起らなくなります。これが大切です。いろいろなおもいが次から次へ浮かんでくるのが障害であり、その障害は内面的なものではなく、原因は外部にあるのだというわけです。ここで罪とあるのはいろいろと無駄なおもいのことで、そのものが外的なもの、もともとは内部から生じたものではないと申されております。出息長こそは釈尊の呼吸法のバックボーンになっていることを心に留めて行きたい。

この本文にある入息短・出息長はアナパーナ・サチの最も重要な呼吸のパターンで、これにより相随・止・観・還と展開してまいります。

呼吸を見据えれば空《くう》の相

「行道して已《すで》に息を得れば自ら息を厭い、意は転を欲して復数《また》を欲せず。是の如きを息を得と為す。出入の息の滅を知れば、息相を得て生死を知る。復用《またもっ》て生死相を得ると為さず。已に四禅を得、但《ただ》空を念ずるのみを道を種《う》えると為す」

数息をつとめて実修し、充分にそれをマスターできるようになれば、いつまでも数息にのみこだわることがなくなる。数息を実行し、出る息、入る息がみな消えて行くものなることを知れば、呼吸というものの真相がわかります。呼吸は無所念無所得に進み行くもので、生死の相もわかります。それはつまり四禅定につながります。

呼吸の相を見据えればそれは空の相であり、空を念ずるのみを道を種えるとなすとあります。

「数息は意の走るや不《いな》や、即時に覚する者は罪は重きも意は軽く、意を引き去ること疾《はや》きが故に覚せざるなり」

数息を心がけて、さあこれからと身がまえても、まことに気が散りやすいものです。それはいったい何故でしょうか。そんな質問が弟子より釈尊にあったのでしょう。ああなるほど、そういえばそうだな、それはこういうことなんだよ。

数息が途切れてしまうのは、そのさしさわりになるものが重い力をもって軽い心を運び去ってしまうから、気が付かないというわけです。釈尊はこのように、まことに軽妙な言葉で説明しています。

「問う。息を念じて道を得るを、何を以て知る所無しとするや。

報《こた》う。意は息を知るも、息は意を知らず、是を知る所無しとす。人の意を校計《かんがえ》る能わず。便《すなわ》ち息を数えさせるのは意を定ならしめんが為なり。息を数うと雖も、但悪を生ぜざるのみにて、黠智《かっち》あることなし。

当《まさ》に何等の行にて黠智を得しめるや。一より十に至って、分別《かんがえ》て乱れる識を定め、行楽に対して已に定意を得れば、便ち随って黠智が得、校計《かんがえ》られ観に随う」

はじめ、心をこめた呼吸をしていれば道を得られるが、それを知ることができないのはどうしてでしょうか、と弟子が釈尊に尋ねます。わかりやすくいえば、数息をすればどうして道が得られるのでしょうかということです。

そうした弟子の問いに対して釈尊が申されるのには、意《こころ》は息を知ることができるが、息は意を知らない、と。まことに奇抜な答えです。さらに言葉は続きます、息は人の意を考えることはできない。つまり息をかぞえるのは意を定ならしめんがためです。意を落ちつかせるためです、と。

それに対して弟子がまた質問します、それならば如何なる行が智慧（黠智）を得させるのですか、と。この問いに対し、数をかぞえて一から十に至って、散り乱れるこころを鎮めて安定させることができる、と。これは釈尊がみずからの体験から述べられているわけです。数息にはそうしたはたらきがあり、悪いものが生じないだけで、智慧が息の中にあるわけではないと申します。

さらに弟子は、それならば如何なる行から智慧が得られますかと問いかけます。それに対して、数息により一から十へと静かにかぞえあげて行くうちに、快楽を追う心に対して、これをおのずから制御するはたらきが生じ、心が落ちついてくる。ここにおいて心と体の調和が得られ、心身一如の境地に入る。そこから真の智慧が芽生えるであろう、そしてそこからものの正しい観察もできるであろうというわけです。

数息は正しい呼吸への媒体

「問う。何等をか数と為す。報《こた》う。数とは謂く事なり。譬えば人に事あらば更に求むるを是を数の罪となすが如し。道人の数は福なり。何を以ての故に、正を十と為すや。一意が起れば一と為し、二意が起れば二と為し、数は十に終り、十に至れば竟《おわ》りと為す。故に十数は福と為すと言う。復《また》、罪有りとは、息を壊する能わざるを用《もっ》ての故に罪と為すなり」

これも釈尊と弟子の対話でしょうか。数息をするときの数、あれは一体何でしょうか。それに答えて、数とは事である。たとえばある人に何か事があった場合さらにそれを求める、それを繰り返すのが数だというわけです。数息の場合に数そのものが問題ではなく、かぞえることによって繰り返し呼吸をすることに意味があるわけです。繰り返しが必要だとすれば、数字そのものが必要ではない。出る息を長くしながら数をかぞえ、それが繰り返されて行くうちに、数をとり去っても長呼気はそのまま継続できる。このようにして数息から相随へと移行して行くわけです。大脳からかぞえる負担が除かれると、事物の相をそのままに見られるようになる。道を修める人、あるいはある希望を持って進み行く人達には数が福だという、良い事が重なり行くということでしょう。

私ども調和道の呼吸を求めてくる人々で丹田呼吸を熱心に繰り返し行なう人は、毎日が楽しみだという。今まで体に自信が持てなかった人があれもできる、これもできるようになったというわけで、福が積み重ねられて行くのです。

反対に事業に失敗したりすると、呼吸まで浅く弱いものになってしまいます。すると事業の失敗だけですまず、気持は沈み、食欲はなくなり、ふさぎこみ、体の調子は悪くなり、不幸な場合はノイローゼ、うつ病へと、悪いことが重なって行くことがあります。そうした場合は、浅く弱くなった呼吸をぶち破ることができないためにそうしたことになって行く。むしろそうした時にこそ数息に励む必要があります。

非常に堕して非常を知る

「問う。数息は風を念ず、色に随うと為すに、何を以てか道に応ぜんや。報《こた》う。行意が道に在って数が色を念ぜずんば、気は尽きて便ち滅す。非常に堕して非常を知るを道と為せばなり」

数息は風を念ずとは、数をかぞえながら呼吸することとは、眼には見えないけれど空気の出し入れです。空気はやはりものです。色《しき》に随う、つまりこの場合色《しき》は空気をさしているわけです。息は空気と人間との関係です。それなのに、この息が道というような宗教的なものとどういう関係があるのですかという質問のようです。

宗教とは人生における最も根本的な大もとになる教えです。私は無宗教ですと、無宗教であることが高度の教養とでも思っている人がいるものです。法事や葬式などのイメージから宗教を曲解している人が少なくないようです。それらは宗教に附随する末端行事ですといっては言い過ぎでしょうか。そうしたもののみから宗教を把握することは大いに考慮しなければならない問題と思います。

宗とは大もとの意味ですから、人生に種々の束縛はあるとしても、如何に生き行くかといった根本の教えを否定する理由はない筈です。人それぞれに納得のいく教えを信奉して行くことは大事なことと思います。既成のものが嫌だというならば、みずから悔のない大方針を打ち立てて行くのもよいではありませんか。

しかしこれこそわが独自の発想と思ったものが、照らし合せてみると何千年も前にすでに言われていることが多いのです。私はそれでもよいと思います。いにしえ人もやはり自分と同じ考えを持っていたのだなと思えば愉快ではありませんか。

信もって貫くという言葉がありますが、確固たる信念を持つか持たないかは生きざまに何か差が出てくるのではないでしょうか。悔多き人生をつとめて悔を少なく生き行くためには、やはり道が必要でしょう。道を修めて行く。ここでは物理的ともいえる数息が、そうした道とどういうかかわりあいを持つかという質問でしょう。数息から入った呼吸ではあるが、呼吸そのもののあり方を考えてみれば、呼気相と吸気相との交互の起滅に過ぎないではないか。そんな不安定なものの上に大事なこの体をまかせておけるかと大見栄をきれる人がいるでしょうか。好むと好まざるにかかわらず、私どもは一人の例外もなくそうした不安定な呼吸の上に跨《またが》って生きているのです。そうした不安定な呼吸でも、仮りに二〜三分ほど止めてみて下さい。猛烈な苦しさに襲われます。まさに非常に堕して非常を知るのです。生と滅との繰り返し、釈尊はそうした呼吸をきっかけに空《くう》なる現象をあらゆる自然現象の中に見出して行かれたのではなかろうか。

文章の「数が色を念ぜずんば」とは、数息の場合、空気というものを度外視したならば気は尽きて、呼吸は全く不可能になってしまうということです。そうした呼吸を如何に扱って行くかを知るのが道であるわけです。

無意識呼吸で一日一日を過して行く私どもは、今少し呼吸に関心を持ち、如何に呼吸するのがよいか、呼吸の道を考え、比較的よい呼吸をわが人生の道連れとしたいものです。そうした観点から釈尊の実践された呼吸を検討し、そのすばらしさを味わい行くことは、現代の私どもに大変意義のあることと思います。

坐と行の呼吸について

「道の人、道を得んと欲せば、要らず当に坐行の二事を知るべし。一には坐と為し、二には行と為す。問う。坐と行とは同じと為すや、不同なりや。報《こた》う。有る時は同じにして、有る時は不同なり。数息・相随・止・観・還・浄の此の六事は有る時には坐と為し、有る時には行と為す。何を以ての故に。数息にて意は定まる。是を坐と為し、意の法に随うを是を行と為す。已に意を起して離れざるを行と為し、亦《また》坐とも為すなり」

ここでは呼吸に関して坐と行との関係について述べています。道を修め行こうとするが、その道を得たいならば坐と行の両方を知るべきであるといいます。

坐は文字通り坐っての修行であり、行は脚を用いての動きのある修行です。そこに静と動との違いがあります。しかしその中心をなす呼吸は同じです。また多少異なっている場合もあります。特に行《ぎょう》は行動《こう》を伴い、ときに活動的です。道であるからには、その行動は常に大自然の運行と根を同じくする。天地自然の正しい法則にかなった自然の動きを踏まえての活動です。

人間は万物の霊長と自負しながらも、中には病気で苦しんでいる人も少なくない。大自然の法に随って生き行く生活を心がければ、かなりの人々が健康生活に復帰できるのではなかろうか。

古代ギリシャの医聖といわれたヒポクラテスは、人はみずからの病気を治す力を持っているのだと申しています。二十世紀の医学は十九世紀前のそれに較べて格段の進歩を遂げつつあります。それにもかかわらず、病気で苦しんでいる人は決して少なくはありません。

医学の進歩は、同時に医療の進歩でもなければなりません。医学検査が高度に発達するのは結構ですが、医療も肩を並べて進歩して行く必要がありましょう。薬物医療にウェイトのかかり過ぎている現代医療はさらに視野を拡げて、大自然の法にかなった医療も積極的に取り入れて行くべきではなかろうか。

他の経に「ただこの世は悪の満ちて自然ならず、欲のために苦しみて、互いに欺きあい、心疲れ身くるしみ、苦を呑み、毒を食い、そわそわして落ちつくことを知らぬ」とあります。不可抗力の疾病もありますが、欲を伴った不自然な生活が、ときには病床へと人間を送りこんでしまうでしょう。不自然な生活、不安・心配・恐怖に充ちた生活はノイローゼ、ディプレッション（うつ病）へつながります。

釈尊の呼吸は、そうした人々に大きな勇気と自信を与えてくれます。数息を出発点とする釈尊の六段階の呼吸は、いずれの日にか現代医学の中にクローズアップされるときがまいりましょう。

この出発点になる数息は、坐行二道にわたり活用されます。坐における数息、または相随（上達した数息から数をかぞえることを放った呼吸）の最も効果ある実行法は、上半身を前に倒しながら数息・相随を致します。上体を前に倒す軸はみずおち下です。

この方法は横隔膜の強力な活動を促すので、その効果は驚くべきものがあります。大安般守意経にはこうした具体的な記述は残念ながら見当りませんが、五体投地の仏道の最敬礼が、実はこれです。額を大地につけ、左右の手をさしのべます。そして掌を上にして大自然をわが上にいただくといった姿勢です。これは強力な腹圧がかかり、あらゆる内臓の大掃除をします。つまり驚くべき強力な、しかも大がかりな血液の交替現象が起ります。

さて本文にかえって、坐と行とは同じであるか否か、という弟子の質問です。五秒以上かける数息・相随では、いずれも下腹に力が入ります。誤っても上腹部に力を入れないことです。それは坐・行における共通点です。異なる点は坐はいわゆる坐相ですから、膝関節は曲げたままで、体の移動はありません。これに対し行《ぎょう》の姿勢は立位です。ときに腕や脚を動かし、ダイナミックな体動を伴います。腕と脚の動きはおのずから横隔膜の連動を促します。

坐の数息と相随は静であり、行のそれは動です。五秒呼気あるいは三秒呼気の数息・相随は、坐・行ともに強力な血液循環と肺のガス交換を致します。坐の数息・相随は心の落ちつきにおいてまさり、行《ぎょう》のそれは体の移動が可能なため自然界に即して、その観察においてまさる。坐行二相ともに積極的に活用して行けば相補性を発揮する。いずれも法に随い、法と離れぬ釈尊の呼吸は如何《いかん》なく発揮されましょう。

坐と行に正しき息もて貫けば
　法に随ひ法を離れず

第三章　数息の進展

坐に三坐ありて道に随う

「三坐ありて道に随う。一に数息坐、二に誦経坐、三に聞経喜坐、是を三坐と為す」

数息の意定りて坐となる。数息は行《ぎょう》（体動を伴う）よりも坐においてまさるものがあります。それは坐の方が心落ちつき、心の据わりがよい。一所に体が落ちつき、心また一つに止り離れない。

三坐の息

一、数息坐。数息の開始は（立位であり行動を伴う）行よりは、やはり坐がよい。

二、誦経坐。これは坐して経文を誦する、大勢で心を一つにして経を読誦、または暗誦する。発声による合唱です。

韻律ある経文のすき透った美声での合唱は、一種独特な雰囲気を醸し出す。また繰り返し合唱することにより、釈尊の良い言葉を体で覚えてしまう。合唱による釈尊の聖語は常に躍動し、精舎に響き渡ったことでしょう。これは高貴な香が衣にしみこむように、多くの人々の体にも心にもしみこんで行ったことと思う。そして繰り返し合唱することにより、偈文は誦する人々の体より馥郁《ふくいく》として、聖語は精舎の外にも流れ行ったことでしょう。そして心も体もきよめられたことと思います。

三、聞経喜坐。これは誦経を聞いて喜ぶ、合唱する韻文を第三者が聞く、あるいは合唱者が唱えつつ、それを耳にする。浄らかな合唱は精舎全堂をきよめ、各自の発声は声帯の快き振動を生じ、声帯の前方にある甲状腺に快い刺戟を与え、また発声による横隔膜の快いはたらきとともに、おのずからなる心身の健康に役立ったことでしょう。

坐の三品《ぼん》

「坐に三品あり、一は味合坐、二は浄坐、三は無有結坐。
何をか味合坐となすや。謂く意が行に著して離れず、是を味合坐となす。
何をか謂うて浄坐となすや。謂く念ぜざるを浄坐となす。
何をか無有結坐となすや。謂く結が已に尽きたるを無有結坐となす」

心をこめた呼吸を積み重ね行けば、意《こころ》が呼吸と一つになって離れなくなる。心が呼吸になりきってしまった状態です。

このことは習いごと全般に亘っていえることで、茶の湯、華道、芸道、武道、すべてそのものと全く合一した状態になることです。両者を仮りに二つの円で表わせば、はるか離れていた両円が次第に近付き、ついで両円に接点ができ、次第に重なり合い、終《つい》に両円が完全に重なってしまう。馬でいえば騎手と馬の関係で、騎手は馬の心を知り、馬は騎手の心と一つとなる。そして全力をあげて疾走するとき、鞍上人なく鞍下馬なしといった人馬一体の境地です。

息と心の合一、さらに体がこれに加わって心息身の一体となる。完全な統一体となれば、体内にあぐらをかく病気という病気は住家を失って退却するに違いない。やはり精魂を傾けることです。そこに喜びと楽しみがおのずから泉のごとく湧き出てくるであろう。そしてさらに深く研究し味得してまいります。

出る息は出る息と知り、入る息は入る息としてほんとうに味わって行く、釈尊のいう良い呼吸、正しい呼吸を無二の友として生きて行くことのうれしさよ、というところまで持って行きたいものです。これすなわち味合坐ならぬ味合息。

第二の浄坐とは次に来るべきであろう、その念《おも》いを離れることです。ここでは第一の努力の境地を卒業します。努力を努力と感じなくなった境地、同じ努力をしていても全神経を集中していたのが、肩の力が抜け、さりげなきふるまいながら、ポイントはぴしりぴしりとおさえて行く。無駄、無理がなく、消費するエネルギーも半分以下になろう。されば終日疲れず、倦まず撓まずといった白隠和尚の境地が招来されよう。

かつて教育大名誉教授杉靖三郎先生が、修行を積んだ禅僧の基礎代謝をはかったところ、通常の人の半分程度であったということです。体内で無駄なエネルギーの消耗がないわけです。要所要所には力が入り、不必要なところは力を抜くことができます。踊《おど》りならば洗錬された極致、一挙手一投足、観客をして長歎息せしめよう。美を越して浄らかさを感ずる。

第三の無有結坐——結なき坐。結《むすび》なきの対語は有結。心でいえば煩悩・妄念がとぐろをまいて心を占領している状態、これではどんなに良い言葉でも入って行く余地がない。他人の善語に耳を傾けるなど至難。釈尊のお言葉にも、〝ハンカチを結べば使用できない、心の悩みは結びのように心の中にこだわりとなって、正しい思いを入れることができない、すみやかに結びをほぐせば広やかに使えるではないか〟と。

心も同じです。山辺習学先生も心身鍛錬の書の中で、無学の人とは学び尽して学ぶものなきに至った人のことで、一見愚人と一つになるといっています。また努力の学、概念の学を捨てて、自然人となり、万人の魂に触れ、自然の心に溶けこむ人、かくのごとき人こそ結びなき人というべきでしょう。

坐の三品

散る心乱れる心離れ去り
　「行」と離れぬ日々の努力よ　――味合坐
今ははや努力の峠越え去りて
　自然法爾の浄きところに　――浄坐
学の極無学の人となり果てて
　自然の心に溶けこむぞよき　――無有結坐

呼吸の進歩

「息に三輩あり、一に雑息、二に浄息、三に道息。道を行なわず、是を雑息となす。数えて十息に至りて乱れないのを浄息とし、已に道を得たるを道息となすなり」

第一の雑息とは「道を行なわず」とあるから野放しの呼吸、法則にあっていない呼吸というところでしょう。全く呼吸に無関心な状態です。元来人間は教えなくとも万人が万人みな呼吸をしています。それは人ばかりでなくすべての動物にあてはまることでしょう。

呼吸は情動とも関連性があり、情動の変化とともに、その呼吸も種々に変る。怒れば顔を真赤にして息を止める、額に青すじ（静脈の怒張）を立てて怒号する。こわい相手にやっつけられると、ない尻尾をまいてしゅんとする、胸はハラハラして横隔膜は上にあがりきり、息はセカセカ浅い息。悲しければ大声出して泣く。おかしければ腹をかかえて笑う。何とまあバラエティに富んだ呼吸子よ。その中には良い呼吸も悪い呼吸も混在しています。雑息とはこのような呼吸でしょう。

第二の浄息とは、数息をさせれば（十息させれば）乱れもせずにできる、その間だけは心を散らさず心をこめて呼吸する。

第三の道息は法則にかなった呼吸。好ましくない呼吸をしていても、すぐにそれを良い呼吸に切り替えができる人。

以上は呼吸の段階を示したもので、練習すれば第一は第二へ、第二は第三へと進み行くものです。

息に三輩あり

「一に大息、二に中息、三に微息。口に語る所あるは謂く大息にして、道を念ずることを止む、中息は四禅を得るを止め、微息は止なり」

第一に口に語るところあるはというのは、話すような耳にかなり大きく聞こえる粗い声で、正しい呼吸を念じようとしない。

第二の中息は息の大小ではなく、心理的には正しい呼吸の法則を忘れずにいる人の呼吸。

第三の微息とは、第三者には全く窺い知ることのできない静かな息です。しかもそれは強力な持続腹圧のかかった丹田呼吸です。腹圧計で測れば一目瞭然です。これは四禅定を得た人の呼吸であり、逆にいえば持続腹圧が自由自在にこなせる人は、速やかに四禅定に入ることができるわけです。

四禅定とは次のようなものです。

初禅——欲を離れた喜びと楽しみにひたる

第二禅—心の荒い作用を離れて定《じょう》の楽に入る

第三禅—苦・楽・喜・憂を滅して平等の思いに入る

第四禅—静かに柔い自由な心で凡《すべ》てを考える

数息の目的

「問う。仏は何を以て人に数息守意を教うるや。報《こた》う。四因縁有るなり。一には痛を欲せざるを用《もっ》ての故なり、二には乱意を避くるを用ての故なり、三には因縁を閉じて生死と会するを欲せざるを用ての故なり、四には泥洹《ないおん》道を得んと欲するを用ての故なり」

この文章も釈尊に対して弟子の問いかけと、その答えです。数息守意は何故に教えるのですか、との問いに対しての答えが次のようです。それには四つの目的がある。第一は長く坐っていると脚腰が痛くなる。その場合数をかぞえていると多少は痛みを紛らすことができる。第二には心の散乱を防ぐためであり、第三はちょうど門をしめるように、外界からの刺激を遮断することにより生死つまり迷いを避ける。つまらぬことに煩わされないためです。つまり数息をしていると外部の雑音に心を煩わされないですむ。第四には涅槃《ねはん》、つまりさとりの道を得たいからというわけです。

数息を得ない四つの原因

「数息を得ないのに亦《また》四因縁あり。一には生死を念じて校計《かんがえ》るを用ての故なり、二には飲食多なるを用ての故なり、三には疲が極まるを用ての故なり、四には坐して罪地を更するを得ざるを用ての故なり。此の四事は来って皆相有り、数息に坐して忽ち他事を念ずれば意は息することを失う、是を校計《かんがえ》を念ずる相と為し、骨節尽《ことごと》く痛んで久坐すること能わず、是を多食の相と為し、身重く意瞪瞢して、但睡眠のみを欲するを是を疲極の相と為し、四面坐して一息を得ず、是を地を罪するの相と為す、罪を知るを以て当に経行《きんひん》すべく、若しくは経文を読んで坐し、意は罪に習せずんば、亦禍は消ゆるなり」

太陽が曇るのに種々の原因がある。数息がよくできないのにも次のような原因がある。第一は数息をしてもすぐつまらぬことを考えるのは、はからいがあるからである。第二には骨や関節が痛み、長く坐っていれないのは食べ過ぎるからであり、第三に身が重く意《こころ》がぼんやりして、眠くなるのは疲れ過ぎているからであり、第四には徒《いたず》らに坐っても一息も得られないのは、坐っている場所が工合が悪いからだと、場所に文句をつける（是を地を罪するの相と為す）。そのときは立って経行せねばならないし、あるいは坐って経文を読み、意《こころ》を坐り工合の悪い原因に向けなければ、禍は消えるものである。それは禍を消す一つの方法であるというわけです。

定意と実修

「道人の道を行ずるには当に本を念ずべし。何等をか本と為す。謂く心意識を是を本と為す。是の三事皆見えず。生じ已《おわ》って便ち滅し、本の意は復《また》生ぜず。是の意を得るを是を道と為す。本の意が已《すで》に滅すれば痛みは無くなる。更に因縁の生ずることあらば、便ち断つ」

途轍もなく広い宇宙の中で生物生存の確認された天体は今のところ地球以外にないでしょう。たとえ他に発見されたとしても、そこへ移住して行くわけにはいかない。してみると私たちは地球上の現在の生活を今一度見なおさねばならない。

年末に西欧の二〜三の国へ駆け足旅行をしてきました。十日たらずの日数でしたが、からりと晴れた日とてなく、しばしば雨に見舞われました。曇天の多かった西欧から成田空港についた朝は空に一点の雲もなく、今さらのように晴天のありがたさが身にしみました。

それぞれ国柄もちがうが、吸うに事欠かぬ酸素、自由に炭酸ガスを吐き出せる大気はいずこも同じです。金星のごとき炭酸ガスCO_2が九八%も占めているところへ仮りに地球から行くことができたとしても、CO_2を吐き出すどころか逆に押しこまれてしまいます。地球は何とありがたい所で謝せずにはおれません。あとにも先にもない一回だけの人生を、今こうして与えられていることに感謝せずにはおれません。悔なき人生という言葉は人ごとのように思っていましたが、何かしら魅力ある言葉になってきました。高希みは不可能ですが、豊かに、悔をつとめて少なめにして余生を乗りきりたいと思います。

さて本文を見ると、道を行ずるには本を念ずべしとあります。生き行く上に最も大事なものは心・意・識だとあります。いずれも体に対するこころですが、多少ニュアンスが異なるようです。心はこころの総称に近く、意は情意などの熟字からして情緒に関係ぶかく感じられ、識は識別など知と結びつくようです。

仮りに体を自動車にたとえれば、こころがドライバー役です。ドライバーの意のままに車が進むとすれば、ドライバーの責任は重大です。車がドライバーを選《え》り好みして、かってに走り出すことはない。やはりドライバーあっての車です。私の体を誤りなく終点まで送り届けてくれるのはほかならぬわがこころです。

お前という車を動かすとき、ドライバーは確かかと釈尊はピシリとおさえておられます。心配なく終点まで無事故で送り届けますと自信の程を示すドライバーは、果して何人いるでしょうか。うかうかしていると途中で脳卒中やらガン、心筋梗塞、その他事故続出、傷だらけで人生を早めに切り上げてしまうことにもなります。ドライバーは確かかといわれますと、今改めてドライバーの重責を痛感します。

あなたの車のドライバー、私のドライバー、皆肉眼で見ることはできません。心・意・識の三事皆見えずとあります。生じ已って便ち滅す——つまり、今居たかと思うと消えてしまうのです。本の意はまた生ぜずです。厳重な眼で見れば、私の体を操縦した昨日のドライバーと今日のドライバーとは違います。記憶というありがたい精神作用のおかげで同一に見えるし、同一性格で運転してくれますが、しかし確かな保証があるわけではありません。昨日もその前も、またその前も無事故運転だったから今日もそうであろうというわけです。

そうした責任観念の強いドライバーが必要なのです。それゆえ、是の意を得るを是を道とすとあります。無茶な運転をするドライバーですと、車は傷つきます。悪くすると満身創痍《そうい》で早々とポンコツ屋へ廻されます。お釈迦さまから確かかと問われたとき、ハイ御心配なくと言い切れるほど、心を入れかえ腕を磨いて貰わねばなりません。

少し変った筆法で書きましたが、御理解頂けたと思います。この先は脳卒中、次はガン、お次は心筋梗塞と人生街道の道々に注意信号があります。そんな信号は軽く睨んでスイスイと運転するエキスパートになって貰わねばなりません。

ドライバーの責任は重大です。

運転手は澄みきった心でいたいものです。

定意を育てる

「定意は日々勝《まさ》り、日々勝るを定意と為す。有る時には息より定意を得、有る時には相随より定意を得、有る時には止より定意を得、有る時には観より定意を得。定を得る因縁に随って直ちに行ず」

農作物はよく培《つちか》われたところに育つ、それと同じく、意《こころ》もよく培うことによってあるべき方向へ展開して行く。意というものは土と同じく培う必要があるわけです。このように培われた意（定意）というものは日一日とよくなって行くし、また日に日にすぐれて行くのが定意というわけです。この定意は何から得られるかといえば、あるときは数息より、またあるときは相随、あるいは止、観より得られるという。

私どもの心は悩み多く、怠けやすく停滞しがちであるから、つとめて耕し行き、そこにものがすくすくと伸びて行くようにしたいものです。それには釈尊の実行された呼吸を絶えず積み重ねて行きたいものです。

山辺先生によれば定意とは「しっとりとした意」「静かに落ちついて、しかもねばりがあって、ものごとをあるがままに受けとり、これをほんとうに消化して行く意」と申しています。そうしたすぐれた意は、生れたときのままに野放しにしておいてはよくなりません。

「息を行ずるも亦貪に堕す。何を以ての故に。意は定を以て便ち喜ぶが故なり。便ち当に出息・入息の念滅するときを計すべし。息生じて身生じ、息滅して身滅するも、尚未だ生死苦を脱せず、何を以ての故に。喜び已って計すること是の如くならば便ち止を貪すればなり」

数息が上達すると、定意に入る。すると定に執着してしまう。何故かというに意は定を喜ぶからです。それは定により、かつて味わったことのない愉悦の境地にひたることができ、そこに溺れて進歩がストップして、そこに停滞してしまいます。これは警戒しなければなりません。そこで出入息の念の消えるときを思い出しても、その時まだまよいがあるようでしたら、それは止を貪っているわけです。止にかじりついて停滞しているのです。されば一段とつとめはげんで、前進するようにしたいものです。

これと似たことがあります。それは山登りをして視界が開けてきます。すると景色に満足して、その先の頂上をきわめようとせず、そこに停滞してしまうことになります。

第四章　大自然と自己を見据える

数息と相随

「数息は疾きを欲し、相随は遅きを欲す。ある時は数息も安らかに徐《ゆるや》かなるべく、相随も時には疾くなるべし。何を以ての故に。数息は意が乱れざれば当に安徐すべく、数が乱るれば当に疾くなるべし。相随も亦同じこと是の如し」

数息はともすればはやくなり、それに対して相随は遅くなる傾向があります。そうした傾向のあることを頭において、数息ははやくなりすぎぬように、相随はだれぎみにならぬように心して行きたいものです。日常の呼吸は無意識のうちに行なわれているので、呼吸に無関心ですが、呼吸に心をとめて息のあり方を知るために数息をするわけです。数をかぞえているうちに、ついはやくなってしまいがちです。それゆえ、はやさに気づいたなら、スピードをゆるめていくようにする。ところが相随の方は意を斂《おさ》める方だから、ともすればだれぎみとなりますから、数息とは反対にやや速度をはやくします。

数息によって呼吸が調節されると、それによって心と体が調和されてきます。そうした心身調和の状態から強い意志力が生じます。これが反対に心身不調和ですと決して強い意志力が湧いてきません。心身の調和を保つためには絶えず呼吸の調節が必要です。そのためには数息が役立っているわけです。

「第一の数も亦相随も所念は異なる。数息は当に気の出入を知るべしといえども、意は著して数にある。数息は亦相随を行ずればなり。止観は、謂く息を得ざるは前世に習いが有ればなり。相随にある止観は、相随を得ずといえども、止観は当に還って数息より起るべし。数息と意との離れざるを是を法離となす。法に非ざるがために数息の意は罪に堕せず。意が世間にあれば便ち罪に堕するなり」

数息と相随とは考え方が違います。数息は、気の出入を意識するために数をかぞえるわけです。数息・相随・止・観を行《おこ》なおうとしても、それが思うようにいかないのは数息をしっかり身につけないからで、相随は得たにしても、止観を得るのにはもう一度数息をしっかり身につけることが必要です。

数息がいつでも基礎になるので、これを離れてしまってはよくない。数息で数はかぞえているのだが、それに意が伴わないのでは、せっかくの数息も効果がありません。惰《だ》性で数はかぞえていても、心がそこにないと、次の止も観も効果をあげないことになります。やはり大事な数息という基礎をしっかり身につけて行きたいものです。

数息と散り乱れる意《こころ》

「数息は乱意を欲せざるが故に、意は不乱を以て復《また》相随を行ぜば、上次の意を證して止たるを知る。止と観は同じ、還と浄とは同じ。行道して微意を得れば、当に意を倒すべしとは、謂く当に更に数息すべく、若し読経し已らば、乃ち復禅を行じ、微意ならば謂く数息ならず、及び相随を行ずるなり」

まず息を数えるのは意の散り乱れるのを防ぐためですから、意の乱れもなく相随を行なうならば、その上の段階の意知を證《さと》る、それが止であります。

数息で呼吸の調節をはかり、それによって心が落ちつき、心身調和がもたらされます。心が練れて心の動揺がなくなり、落ちついてくる、これが止の状態。ここからものを深く観る眼が養われます。「止は観と同じ」とは、止までくればそのまま観に入って行かれるというわけです。それと同じく、「還は浄に同じ」とは、心が真に還るべき所へ還れば、それが浄、つまり真実そのものと一つになるというわけです。

能く無形を制す

「仏に六潔意あり、謂く、数息・相随・止・観・還・浄なり。是の六事は能《よ》く無形を制す」

釈尊の呼吸は数息より始まり浄まで展開して行きます。こうした呼吸を絶えず実行して行くと、すばらしいはたらきが出てくる。それは無形を制することです。この形なきを制するについて考えてみましょう。

これは私ども医学の領域では、きわめて重要なことです。すべての病気について言えることですが、病気がかなり進行してからでは、それだけ長びくものがあります。時には助かる命も危険な状態に追いやることさえあります。万事手を尽しても不帰の客となることも珍らしくありません。

特にガンの治療においては、それが当てはまります。このガン対策として無形を制することの如何に重要であるかについて述べましょう。

ガンは概して悪質の病気です。ガンのほとんどはさしたる警告も発せられずに始まります。警告とは、熱が高くなる、痛む、脹れる、眠れぬ、といったことで、それがほとんどありません。

時にはかなり進行してから医師の門を叩くといった場合も少なからずあります。そしてその末路は悲惨です。

ガンの悪質の理由はまだほかにあります。病状のかなり進行したものは、手術をし、放射線療法を加え、制ガン剤を用いても用いなくても、結局行きつくところまで行ってしまうということです。行きつく終点は死です。その間において、再発・播種・転移があり、最後には悪液質が待ちかまえています。さらには激しい苦痛が待ちかまえております。特に胃ガンなどの場合、食べるものを山と積んでも、食べることができません。

ガンの始まりは正常な体細胞がガン細胞に変化し、これがまたやみくもに仲間ふやしに専念する。つまり秩序なき細胞の分裂増殖のあけくれです。その点正常な細胞は、必要限度の分裂にとどまります。仲間ふやしの競争ではガン細胞のそれにはかないません。庇《ひさし》を貸していたガン細胞によって、主屋《おもや》をのっとられることにもなります。正常な細胞はすべて宿主たる人間の生存のために何らかの役割を果しているが、ガン細胞は反逆細胞で、ひたすら分裂増殖に終始する。

現代の医学はこの狂った細胞群に対し攻撃の火の手を上げます。外科的手術により一にガン腫の切除、二に放射線の照射、そして三には制ガン剤の投与です。一に対しては再発と転移をもって、打ち向ってきます。二の放射線でガン細胞をアタックすれば、その周辺の正常細胞もその影響を受けて逆にガン細胞化するという困ったことが起きます。そして三の制ガン剤の投与では、従来のものの多くは食欲をなくし、白血球が減少するといった頭をかかえてしまうことが起ります。このようにガンは全く始末の悪い病気です。

正常な細胞がどのようにしてガン化するのか、分子生物学の進歩により、近い将来に正常細胞とガン細胞の核の遺伝のしくみが解明されるでしょう。ひとたびガン化した細胞からは正常細胞はできない。ガン細胞のみつくられ、それが異常な速度で分裂増殖して行きます。かなり進行したガンは手がつけられない状態です。行きつくところは、早期に発見し、早く治療する、これがガンの根本対策としての旗印になったわけです。

ところが忍び足で始まるガンという病気を如何にして早く発見するか、大変むつかしい問題が含まれています。

そこで早期発見、早期治療はもちろん必要ですが、さらにもう一つ前の段階を考えてみることです。それは正常な細胞がどのようにしてガン化するのかを究明し、その対策を立てることです。

細胞は生き行くためにエネルギーが必要です。ガン細胞も同様です。それは主として血液内のブドウ糖を細胞内に取り入れ、それを分解してエネルギーをつくります。そのとき正常細胞は血中酸素O_2を用いて効率よくエネルギーをつくるが、ワールブルグの説によれば、ガン細胞は酸素を用いないで解糖することが多い。つまり酸素需要の点で、両細胞に隔たりのあることがわかります。そこで血中O_2をつねに豊富にしておけば正常細胞のバイタリティを高めるのに役立ち、逆にガン細胞には不利となるでしょう。つまりガンの根本対策の一つとして、正常細胞の生命力を絶えず高めて行くことが必要なのです。そのことはガンの予防に重要なはたらきをしましょう。

つまり正常細胞のガン化を防ぐことこそ無形を制することになります。ここにも釈尊の呼吸の重要さが感じられます。

修道

「人が意を使わず、意が人を使う。人が意を使うとは、数息・相随・止・観・還・浄にして三十七品経を念ず。これ人が意を使うとなす。人、道を行なわず、貪り求めて欲に随う。これを意が人を使うとなす」

ここでは心と、その心の主体である人との関係について、釈尊独自の表現を用いて述べています。人が巧みに心を使って行けば修養の道に進むことができるし、あるいは野放しの心に人が左右されるかということでしょう。これに対し山辺先生は道が欲情に勝つか欲情が道に勝つかと申されています。

釈尊が対比させている人と意とを別言すれば、自制のある心と自制なき心とで、その使い方で人間生活が変ってくることを述べています。自制なき心とは、欲望のままに動く心のことです。人間が生き行くためには種々の欲望がはたらきます。この欲望を巧みにコントロールしながら生物学的な生活をすると同時に、人間のみに可能であるところの高度な心の生活を併せ行なって行くといった方が、現実的な言い方かと思います。

この文章の意という字は、欲望と置きかえられます。そしてまた人という字は、その欲望をコントロールしながら人間特有の叡知をはたらかせる心と置きかえられるでしょう。

欲は釈尊もしばしばあげているように、食欲・色欲・財欲（物欲）・名誉欲などありますが、「愛欲の中、色欲より甚しいものはない。只一つ道を求むる心がある。もしこの二つが同じ力とするならば、世をあげて道を行なうものはないであろう」と経典に説かれていて、痛切な教えと山辺先生も指摘しています。只一つ道を求める心とは水脈のようなもので、それに通じている井戸を掘って行けば、後は尽きせぬ水が湧き出てくるというたとえをしています。その手段は法にかなった呼吸を積み重ねて行くことで、その基礎呼吸となるものは数息です。数息が相随を誘導し、さらに止・観・還・浄と展開して行くわけです。

ともすれば欲望に打ち負かされがちな私どもは、釈尊の呼吸をわがものとして大いに活用して行きたいものです。これが積み重ねられていくうちに、そこから欲望を制御する力が生れてくる。釈尊の説かれた道は、そうした呼吸から生れてくると思います。

息の垢

「息に垢あらば、息は垢去らずして息を得ず。何等をか息の垢と為す。謂く三冥の中の最劇なるものを息の垢と為す。何等をか三冥と為す。謂く三毒起るときに、身中正しく冥なるが故に三冥という。三毒とは、一に貪欲《とんよく》、二に瞋恚《しんに》、三に愚痴《ぐち》と為す。人皆この三つの事に坐して死する故に毒というなり」

呼吸とは何でしょうかという問いに対し、一般常識的には、呼吸とは息を吸ったり吐いたりすることだという答えが返ってきます。息を吸うのは体内に酸素O_2を取り入れるためであり、吐くのは体内の細胞から送られてくる炭酸ガスCO_2（静脈血により運ばれてくる）を捨てることです。つまり呼吸とは肺のガス交換をさしている。しかしそれは肺そのものの力で呼吸をしているわけではなく、胸腔の拡大と縮小とが交互に行なわれ、それによって肺のガス交換が行なわれることは、すでに御存じの通りです。

息を吸うためには、胸腔内圧を大気の圧より低くしなければならない。そのために胸腔を拡げるし、息を吐き出すためには、逆に胸腔内圧を大気圧より高くする必要があります。そのために胸腔を縮小するわけです。こうした胸腔の拡大・縮小は、二つのからくりによって行なわれています。

第一は肋骨のあげさげ、第二は横隔膜の収縮と弛緩です。この第一と第二のはたらきが、肺のガス交換を可能ならしめているわけです。

実はそれだけではなく、この両者は血液の流れにも関与しているのです。特に第二の横隔膜のはたらきは、血液循環にきわめて大きな役割を演じているのです。それゆえに、通常呼吸と呼ばれている呼吸現象は、肺のガス交換と同時に血液の流れ（特に静脈血が心臓へ還ること）に対してもかなり重要な仕事をしているのです。

以上は生理学的な面のはたらきですが、この呼吸運動が心理学的にも種々の関係があり、情動と呼吸とは種々に結びついています。たとえば悲しみ、心配ごとがあれば呼吸は浅く弱くなり、反対に笑いが腹の底からこみ上げてくるときは力強い呼気になって現われる。あるいは心の動揺を、呼吸のコントロールによって落ちつけることもできる。そして呼吸運動のあり方により、自律神経群にも大きな影響を及ぼすのです。

本文では釈尊が、呼吸と貪・瞋・痴との関係について言及されて、はじめに息の垢《けがれ》があると申しておられます。垢というからには、良い呼吸、正しい呼吸でないことは確かです。好ましくない呼吸が去らなければ、正しい呼吸にはならないのだというわけです。それでは息の垢とは何かといえば、それは心を暗くするものが三つある。一に貪欲、二に瞋恚、三に愚痴で、これらは呼吸をきわめて悪い状態にしてしまうというのです。

この貪《とん》・瞋《じん》・痴《ち》を三毒というのですが、これらは人の心を暗くし、正しい精神活動を不可能にし、正しい人間生活を駄目にするので、三毒というわけです。

今日の医学はまさに目を見張る進歩を遂げつつありますが、病人の数は相変らず多い。つまり進歩した筈の医学でも処理しきれない疾病が多いわけです。その疾病がやがては死につながる。

三毒によって正しい精神活動が妨げられ、さらには呼吸まで悪くなり、このことが心身を蝕《むしば》み、種々な病気となって現われるのです。このように貪り・怒り・痴が呼吸を悪化し、人間を駄目にしてしまうので、三毒と名付けたのでしょう。

釈尊はしばしば本《もと》を見よと申されます。現在何らかの病気で苦しんでいるとすれば、その本《もと》を探って行けば、貪り・怒り・心の暗さが原因している場合が多いのです。「人はこの三つの事に坐して死する故に毒という」と警告しておられます。

私ども人間は日常生活の中でつい貪・瞋・痴の上に坐りこんでしまう。気がついたら、さっとその坐から抜け出さねばならない。ところがそこに腰を落ちつけてしまい、容易に立ち去れなくなると、死が待ち受けているから毒というのだとの警告です。この死は必ずしも肉体の死ばかりでなく、心の面においても自己を台なしにしてしまう。そうした猛毒のあることに気が付きなさいと教えているように受けとれます。

私など自己をきびしく見据えようとするとき、年中この毒気に当り通しです。その解毒の妙薬は、やはり釈尊の呼吸をもって第一とします。長呼気を常にわが呼吸として離れぬようにすればよいわけですが、長呼気はまことに努力の要るものです。

第一・数息の考察（正しい息を得たる相）

「数息の時には、意は数息にあるも、まだ数えざる時には三意あり。善意、悪意、不善不悪意あるなり。

人もし息を得る相を知らんと欲せば、当に万物及び好色を観るべし。意の復著《また》せざるを是を息を得たる相となす。若し意が復著せば未得となす。当に更に精進すべし」

前文を受けて、息の垢を受けないための呼吸法について言及しています。釈尊の実行された出息長の呼吸が最適ですが、多くの弟子の中には新入早々のもいるわけですから、実行しやすい数息を実行させたのでしょう。

息をかぞえるとき、意《こころ》は数息に集中します。まだかぞえないときの意はどうかというと、次の三つの状態にある。善と悪と不善不悪の意だというわけです。不善不悪とは心の動揺のない状態。その三つが意《こころ》のあり方です。

人がもし正しい呼吸を得た相《すがた》を知りたいと思うならば、大自然界のあらゆるものを観、すべての好いものを観るがよいという。ところが、その場合好いものを観て心がそれに執着しやすいものだが、常に執《とら》われのない意で観ることができれば、その人は正しい呼吸の積み重ねられている人です。ところが、そうした執着心を取り去ることができない場合の方が多いものです。その状態から脱するためには、さらに一段の努力をしなければならないと諭されているのです。

本文の中心となるものは正しい呼吸相を得ることで、その場合、悪いものへの執着は当然取り去るべきであるが、好いものへも執われていては、真の呼吸を得た相ではないといっています。それゆえ、さらに一層正しい呼吸に勤めはげむべきであると申されています。

意《こころ》の家

「家の中、意欲尽きたる者は六情を意の家とする。万物を貪愛するは皆な意の家となすなり」

人体を家とみなせば、眼・耳・鼻・口・肌という名の窓があり、それらの窓はそれぞれに異なったはたらきをしているのは面白い。眼という窓は耳なる窓で代用することはできない。眼に向って強力な音を入れても反応しないし、耳の窓に強烈な光を送りこんでも、耳の窓はこれを光として受け取ることはない。みなそれぞれ独特なものだけを受け入れている。そうした意味では体全体の皮膚は、触感、つまりものに触れる窓とも考えられます。

体はこうした感覚受容器を窓口とした意の家であるとは、面白い発想です。意という家の主人公は、それぞれの窓から入りくる種々のものを受容して、意《こころ》は喜び、悲しみ、貪り、怒りなど種々に動くわけです。貪りとはこれらの窓を経由して入りくる欲望のエスカレートしたものであり、怒りとは欲望の充たされぬときに起る情とみなされます。

また三毒中の最後の痴とは眼あれども見えず、耳あれども聞こえない。と申しても決して盲・聾をさしているのではなく、見たり聞いたりは可能です。言わんとするところは、より精度の高い感覚の受け入れです。意を落ちつけ、眼の窓、耳の窓を訓練することにより、今まで以上さらに深い眼でものを観、または妙なる音を聴き分けるといったことです。

万物を貪愛するとは節度なき欲望です。たとえば暴飲暴食の果ては胃腸障害を起すでしょう。節度なき情欲もまた同じ。

本文の欲尽きるとは、貪愛つまり節度を失った欲が尽きたところ、まことにコントロールされ洗練された「意」の主人公は、貪《とん》・瞋《じん》（怒）・痴《ち》に毒せられぬ心身健全な生活が招来されよう。要は心や体を毒する貪・瞋・痴に煩わされぬためには欲望を野放しにせず、程よく手綱さばきをし、コントロールして行くところにあるわけです。

釈尊はしばしば無所有の意——持つものなき意について述べていますが、これこそ三毒を制する道です。それには釈尊の呼吸、特に出息長は、それを絶えず続けることによって息の垢はおのずと洗われ浄められて行きます。出息長の呼吸こそは劇しい三毒の解毒剤として大いに用いて行きたいものではありませんか。

第二・相随の考察

「相随とは善法を行なうをいう。是に従《よ》りて脱を得、当に与に相い随うべし。亦謂く、五陰《ごおん》と六入に随わず、息と意と相い随うなり」

前文までは数息に関して語られてきましたが、ここで相随へ移ってきました。数息といい相随というも、呼吸のパターンを検討してみると、数息が上達すればそれはおのずから出息長となりますが、その上達した数息から数をかぞえることを放てば、そのまま相随となります。相随の息のパターンはそれゆえ、出息長であることがわかります。

数息とてかぞえることのみに意を執われていては進歩が希めません。数息は相随への足がかりです。数をかぞえることから意《こころ》を解放すれば、あたかも両翼の完備した雛鳥が大空へ向って羽ばたくごとく、前途は洋々たるものがあります。「相随とは善法を行なうをいう」とあるように、善いことを積極的に行なってゆくことです。そうすることがおのずと解脱の道につながるわけです。

善法の実行と解脱とは影の形に添うごとくであるから、相随という。解脱とはあらゆるものの囚《とらわ》れから解放されることです。困難・苦悩・不自由から心を解放するのに相随が偉力を発揮します。つまり、それらの心の受けとめ方の展開です。

私たちの意《こころ》は目に見えぬ多くの繋縛《けばく》を受けてみずからを窮屈にしています。この繋縛を解くのに長呼気を用います。

一生野放しの馬と、良く調教した名馬では格段の差があるごとく、野放しの呼吸と、よく調えた呼吸では、ついには天地の差ともなりましょう。私たちは常に息を調えて行きたいものです。相随の息です。息を調えることは、そのまま心身を調えることになります。散り乱れた心を心で調えることは困難です。相随を用うれば、直ちに調うのです。

「相随とは善法を行なうをいう」とあるが、その中には勿論良い呼吸を行なうことが入っています。そこには実行ということが条件となっています。息と心、息と体、それらが相い随い行くところに展開があります。

本文の中に「五陰と六入に随わず、息が意と相い随う」とあります。五陰は色・受・想・行・識で、外部環境に対する私たちの心身の反応です。六入とは眼・耳・鼻・舌・身・意です。五陰六入に随わずとは、外界の種々の煩わしい刺戟に心がかきまわされることなく、息によって心身を調えて行くことです。

息によって心が調えば、その調った心によって息もまたおのずから調うことになります。息と体の関係も同様です。かくして心と体が調うことによって心身一如の境地が招来されます。

第五章　悪を棄て行く還

第三・止の考察

「問う。第三の止は何を以ての故なりや。止は鼻頭に在りや。報《こた》う。数息・相随・止・観・還・浄を用ゆるに皆鼻より出入す。意習う故に処また識り易しとなす。この故に鼻頭に著けるなり。悪意来れば断つを禅となす。ある時は鼻頭に在って止す、ある時は心中に在って止す。著する所あるを止となせば、邪来りて人意を乱さば、直ちに一事を観じ、諸悪来るも心は当に動ずべからずも、心は之を畏れずとなさんや」

本文は前文の相随についで、第三の止について取りあげています。人がこれから禅定に入ろうとするとき念《おもい》を鼻頭にかけよといわれるが、何故にそうするのかという質問に対して、数息・相随・止・観・還・浄を実行するのに、みな鼻から出入する。特に出る息を長くするから、鼻先に心が行くのは当然です。次に「悪意来れば断つを禅となす」というのは、心の障害となるものを遮断するのを禅となすという。

ある時には、鼻頭から出る息に心を集中する。ある時には心の中の止があり、著する所があってそれを止とするならば、心の邪魔になるものが入り来て意をかき乱すであろう。止と著とは違うものであって、著にはこだわりがあり、止は心の静かな形で、こだわることではない。

心が乱れている時は、長呼気によって一事に心を専注します。そうすることにより、邪魔ものが入ってきても、心を動揺させることはない。

「止に四あり。一には数止、二には相随止、三には鼻頭止、四には息心止となす。止とは五楽六入を制止すべきものなり。入息至り尽せば鼻頭止なり。謂く悪復《また》入らず、鼻頭止に至る。出息至り尽せば鼻頭に著く。謂く意復身を離れず。行ない悪に向うが故に鼻頭に著く」

本文では「止」に四ありとして、数止・相随止・鼻頭止・息心止を挙げている。昔から意馬心猿という言葉もあるほどに、心というものは自由奔放に動き廻るもの。それを一境に止めようとするのが止であるとする。

坐禅の時、外面は殊勝に形を正していても、心は雑念・妄想といったものに悩まされる。一を克服したかに見えても、次から次へと群り起ってくる。そうした心の動揺を払い除くために、人はそれぞれに苦心する。本文に挙げてある数（息）止以下の四法も、止を得る方法です。

一の数（息）止とは数をかぞえることに意識を集中する方法であり、二の相随止は意《こころ》と呼吸とを相い随わせることによる止であり、三は入息・出息ともにその跡をつけて行けば、入・出息ともに鼻頭でそれが停止する、そうした跡づけによる止を得る、四には意を呼吸にのみ傾ける、それによって止を得るのでしょう。

人はみな自己を取り巻く外部環境の中で生きている。当然、外部の種々の刺戟を受ける。自己にもそれらの刺戟を受け容れる感覚受容がある。五楽（刺戟）と六入（眼・耳・鼻・舌・身・意）とを制止するのを止というとあります。ここで問題になるのは、外界の刺戟そのものを遮断するということです。それには眼に光が、そして耳に音が入らぬようにすればよい。もう一つの方法は、眼や耳その他の感覚受容器はそのままにし、入りくる外部刺戟を自己の側で処理する。その手段として、数止・相随止などが好んで用いられるわけです。意をそれに向けることにより外よりの刺戟に煩わされない。

第三の鼻頭止については説明がついています。息を吸い終った時に鼻頭に止を感ずる。こうした入息による鼻頭止では心の支障となるものは入って来ない（悪復入らず）。そしてまた息を出し終った瞬間まで鼻頭止が得られる、と。

つまり入息に意を傾けるために心の障りとなるものが侵入しようとしても、出る息でそれに対抗できるので止が得られるのだということでしょう。

正しい呼吸を続けるには

「止は、出息入息の如き、前意の出を覚知し、後意の出を覚せず。前意を覚するを意相観となす。便ち出入の息を察して敗を見れば、便ち相を受けて生死を畏る。便ち意を却《しりぞ》く。便ち道に随うの意相なり」

本文は難解な文章です。私たちの一日の呼吸の大半は、無意識のうちに行なわれている。そこで出息・入息に心をこめて呼吸をする。しかしこの意識呼吸は、知らぬ間に無意識呼吸に変ってしまいます。そこに正しい呼吸を持続することのむつかしさがあります。

正しい呼吸（丹田呼吸）が、いつでも何処でも自由自在にできるという人は、すばらしい。そうした段階にまで持って行くことは、決して不可能ではない。それは正しい呼吸を実行しようとする、意志と努力の問題です。

私はしばしば丹田呼吸は次のようなものであることを述べてきた。それは舟を川上に向って漕ぐに似ている。その場合水の流れを上廻る力で漕がねばなりません。さもないと、反対に川下に流されてしまいます。

本文における「止は出息入息の如き、前意の出を覚知し、後意の出を覚せず」とあるが、前意の出とは、心をこめた呼吸は当然覚知できます。しかしそれは持続がむつかしく、坐して行なう場合は、特にそれが必要です。

正しい呼吸の場合は、横隔膜およびそれに関連する呼吸筋の活発な動きが必要です。手足の筋肉を惜しみなく使うときは、それらが連動するので問題はない。問題は坐して丹田呼吸をしようとする場合です。体を動かさない姿勢では、横隔膜の動きは低下します。

坐して正しい呼吸を得んとすれば、特に横隔神経に指令を出す必要があります。それは大脳の運動野において行なわれます。それだけに意志力を用いるわけです。

横隔膜はすべての骨格筋と同様に運動神経の支配を受けているので、意志力を用いて横隔膜を強力に収縮させることができます。意志力が及ばなくなると、正しい呼吸も知らぬ間に消えて、無意識呼吸に移行します。坐して行なう丹田呼吸のむつかしさがここにあります。知らぬ間に普通の呼吸に移行する、つまり後意の出を覚せずとなります。

心をこめた呼吸の場合、これを意相観となすと申されております。ところが「出入の息を察して敗を見れば」とは、意識呼吸が続かないことを知ったならばという意味です。

次の「便ち相を受けて生死を畏る」とは、心をこめた呼吸のつもりでいたのが、無意識呼吸に変ってしまう。それでは生死の迷いから脱することは困難となる。「便ち意を却く」ということは、そうした弱い意志力を却けて行かねばならない、つまり強い意志力と努力を用いて正しい呼吸を続行することこそ道に随う意の相《すがた》であると申されているわけです。

第四・観の考察

「観。息の敗るるを観ずる時、観と身体と異なる。息は因縁ありて生じ、因縁なくして滅す。心意、相を受くるとは、謂く意、所得あらんことを欲す。心に因縁を計《かんが》えるに、会うて当に滅《ほろ》ぶ。便ち所欲を断って復《また》向わず。是を心意、相を受くるとなす」

ここで数息・相随・止・観・還・浄の六段階のうち第四の観に入って行くのですが、呼吸をしてみてどうも工合よくいかないなと思うときは「観」と身体とがしっくり行っていない。自然の正しい呼吸をしようと思うなら、それに合ったような原因と条件とが必要で、もしそうでなければうまく行かない。つまり体の調子が調わないとき、あるいは心のあり方がよくないと、呼吸も正しくできない。それがまた「観」にも影響するわけです。

観は観察、思い浮かべることで、心にある事象を受けるということは、それを心に得たいと思うからだということでしょう。それを呼吸でいえば、息を出したり入れたりする（原因）ことが、体や心のあり方でいろいろな状態に変って行くものだということです。

そこでたとえば、こうなって行けばよい、あるいはこうなっては好ましくないなどと心にはからいがあると、正しい観察ができなくなるのです（会うて当に滅ぶ）。そうしたものを心から取り去って初めて正しい観察ができる（心意、相を受くる）といった意味ではなかろうか。

　呼吸相は心身いずれかの面の動きがあるとそれにすぐ影響されます。それらによって観察が正しく行なわれるためには、出る息を長くして、心身を調えることが必要になります。長呼気は自然への同化に最も役立つ呼吸で、「観」には積極的にこれを用いて行きたいものです。

観とは五陰を観ずること

「識の因縁をもって倶に相い観ずるを為すとは、識が五陰《ごおん》の因縁を知りて、出息を観じ、入息も亦観ずるをいう。観とは五陰を観ずるをいう。是を倶観となす。亦意と意と相い観ずべし。両の因縁あり、内に在りて悪を断ち、道を念ずるなり」


　呼吸には無意識のうちに行なわれる呼吸と、もう一つは心を呼吸に投入して行なう呼吸とがありますが、この意識を用いた呼吸は繰り返しているうちに、これが頭の中へ記憶されます。正しい呼吸を身につけると、こうした呼吸をすればよいのだなということが識に植えつけられます。大脳の地図では前頭部連合野との関連が考えられましょう。

　それとは別に、ある事象を観察するとします。これも見る、聞く、嗅ぐといった感覚受容器（六入）を用いて、これを受けとることができます。これが五蘊《ごうん》（五陰）の色・受・想・行・識の受です。その刺戟が大脳へ送りこまれます。大脳はそれを受けとり、想となり、それに対しはたらき、活動力となるのが行、それに方向を与えるのが識と、こういうことになるでしょう。そうしたことを頭に入れて、次のことを考えてみましょう。

現代はラジオ、テレビ、新聞、雑誌等の情報網の豊富なことは一世紀前に較べると雲泥の差があります。そうしたものを丹念に大脳へ送りこんだら、どういうことになりましょうか。心は多くの情報に引っかきまわされて、混乱を来します。そうした場合に、健康である場合は感覚受容器がそれを受けとる場合、かなり取捨選択しています。また大脳に送りこまれた段階でも、それが行なわれるでしょう。そうした要らないものは捨てる、フィルターにかけるといった作用が無意識のうちに行なわれます。ところがひとたび健康が損なわれると、今まで大して気にならなかった電話のベルとか時計の振子の音などが耳ざわりになります。取捨が巧みにできなくなったことがわかります。

そうした場合に、正しい呼吸が身についてくるとものの観察に向ける心とそのときの呼吸相とに心を向けることができます。つまり両方の観察ができるわけです。これを倶観と表現したのでしょう。

呼吸相、つまりそのときどのような呼吸をしているかなという意と、事象へ向けられた意とを観ずることができます。そこで好ましくないものは遮断して行きます（内に在りて悪を断つ）。それと同時に正しい呼吸をしっかりと、心をこめて実行して行くとよいのです。

釈尊がある日静かに坐してアナパーナ・サチを行《ぎょう》じていたとき、五百輛もの車がすぐ近くを通ったのに気付かなかったということです。こうした騒音に影響されないで禅定をされたわけです。悪を断ち、つまり支障になるものが正しい呼吸によって処理され、心の負担にならないのです。そうしたことは、ある一事に心を集中しているときはしばしば経験するところです。夜眠れないで困っておられる方などは、これは外的なものではなく、内部の支障です（取り越し苦労、不安、恐怖などによる場合が多い）ので、正しい呼吸を積み重ねて行けば、それらはおのずから処理されて、不眠は解消されます。

そのように私どもは体の中にそうした力を備えているのです。そうした能力は、自然の正しい呼吸で発揮できるわけです（道を念ずる）。

このように釈尊のお言葉は、二千数百年後の私どもにも深い感銘を与えてくれます。ところが人それぞれにそうした能力を持ちながら、それに気付かず、安易に薬で解決しようとします。そこには薬の副作用も出てくるであろうし、薬と離れられぬといった困ったことが起きてまいります。

釈尊は、みずから持てる能力をあらゆる面において発揮されたお方であることが推察されます。これはやはりアナパーナ・サチの絶え間なき積み重ねによって現われたものと思います。

出入息のはたらき

「出息の異、入息の異を観ずるとは、謂く出息は生死の陰たり、入息は思想の陰たり。有る時は出息は痛痒陰たり、入息は識陰たり。因縁に随って起り、便ち陰を受く。意の向う所、常の用あるなし、是の故に異となす。道人は当に分別して、是を知るべし」

私どもの呼吸というものは前にも述べたごとく、自己の内外の種々な条件によって変化するものです。呼吸の変化相を冷静な眼で見ると、まことにバラエティに富んでいることがわかります。出息というものは体内の不要物（二酸化炭素CO_2）を排除するためのものであり、入息は体内に必要なもの（酸素O_2）を入れるためのものであるから、出息を生死の陰（まよいのもと）、入息を思想のもとであるという。出息を惜しみ、浅い息をすればCO_2の排除は低下し、生死の陰つまりまよいのもとが増大するばかりです。つまり生理学的にも心理学的にもマイナスです。出る息は痛痒《つうよう》陰なりとは、呼気は苦痛・苦悩のもとであるから、これを出し惜しみしていると苦痛や苦悩は増大するばかりだということです。入息は識陰なりとは、吸気は識陰ともいわれるほど重要なものなるがゆえに、深く入れて行くということです。

呼吸は自己の内部、または外部の条件次第で変るものですから、道を行なう人、つまり正しい呼吸を常に心がける人は、正しい呼吸とそうでない呼吸とをしっかり分別して頂きたい。たとえば不安・悲しみ・憂いなどの内部的な心のあり方は、そのまま呼吸相に現われます。それは浅く弱い呼吸です。また腹の底から笑いがこみ上げてくるときは、丹田に力が入っている。これは横隔膜の活発な運動を起すので血液循環、肺のガス交換の両方に大きな力を発揮します。

良い呼吸と好ましくない呼吸とは、当《まさ》に分別して是《これ》を知るべきです。

第五・還の考察（還とは悪を棄てること）

「還は尚有身亦は無身なり。何を以ての故に、有意は有身、無意は無身なり。意は人の種なり。是を名づけて還となす。還とは意にまた悪を起さぬことをいう。悪を起せば是を不還となす」

釈尊の呼吸の六段階のうち第五の還について考えてみたい。数息から出発して相随になると、物の観察が次第に正しくなるというか、すなおな観方になる。

多くの自然現象が眼から耳から入って、それが大脳へ送られるわけですが、良い呼吸を積み重ねて行くうちに、そのままをすっと受け容れられるようになる。悪意や希望的観測などが入らない。それゆえ自然観察と同じく自己を見つめたときも、自分の都合のよい観方をしない。つまり余計なはからいが入らない。従って自己の心身をあまやかしのない眼で見ようとする。

心のあり方も、これはそのまま伸ばして行きたい。これは残し、これは棄てて行きたいといった選別を公正に行なおうとする気持が生じてくるのではなかろうか。自己観察を厳しくして行くわけです。そして棄つべきは棄て、良いものは育てて行く。

心と体はもともと一体のものであり、心を離れて肉体なく、肉体を離れて心はない。それを「有意は有身、無意は無身」と言うのであろう。意は人の種とは、意が中心であるということ。欲望を野放しにしておけば自己の内部から好ましくないものが顔を出そうとする。そうしたものは消し去って再び出ないようにしたい。

還とは冷静な眼による自己観察か。釈尊は簡潔に、還とは悪を起さぬことだといわれている。そこで、法にかなった呼吸を絶えず実践して行くところに、還が養われて行こう。

悪を棄てる

「亦謂く、前に身を助け後に意を助く。殺し盗み、婬《みだ》れ、両舌《にまいじた》、悪口、妄言《うそ》、綺語《かざりことば》をせざることは身を助くるものとなす。嫉《ねた》まず、瞋恚《いか》らず、痴《おろか》ならざるは意を助くとなす。五陰に還るとは譬えば金にて石を買えば便ち地にすてて用いざるが如し。人は皆五陰を貪愛して苦痛を得、便ち是を欲せざるを五陰に還るとなす」

自己の内部に善いものと悪いものとが混在しており、その中の悪いものは容赦なく叩き出してしまうというわけです。

体の悪——殺・盗・婬・両舌・悪口・妄言・綺語（かざり言葉）

心の悪——嫉・瞋恚・痴

この両方の悪をなくしてしまうのが還の目的です。欲望を制御しないで心身のままに放置すれば、結局は苦痛がはねかえってくるわけです（五陰を貪愛して苦痛を得）。

好ましくない心はつめたい心、貧しい心、ひからびた心、汚れた心などがあります。心身の悪なるものに対し、良いものは温かい心、うるおいある心、ゆたかな心、清く美しい心、これは積極的に伸ばして行く。善悪の取捨選択を実行して行くところにさわやかで清らかな喜びが湧いてくる。長呼気にはそうしたすぐれた面があるのです。かくして心田を常に潤わせて行くことが還であるわけです。

楽しみを求めて得るは希まざる
苦にてありけることの多かり
心田を潤すものは還なれば

長き呼気にて育み行かなむ

わが心身の悪きものを棄て善きものを育てて行くことは、気持をさわやかにする。ところが現実はそれとはうらはらに棄つべきものが棄てきれず、わが内なる善きものを育てる義務を怠たっている日々です。厳重な選別、てきぱきした処理、そうしたものが還のあり方です。

所有なきこころ

「何等をか滅尽処を見ると為すや。謂く、無所有なるを是を滅処と為す。問う、已に無所有なり、何を以ての故に処と為すや、とは無所有処に四種有り、一には飛ぶ鳥は空中を以て処と為す、二には羅漢は泥洹《ないおん》を以て処と為す、三には道は無有を以て処と為す、四には法は観に在る処なり」

先の文の続きと見る。私どもの心、および体内の棄つべき悪をいさぎよく放り出し尽します。そこが滅尽処です。放り出してしまえば、わが身辺は清掃され、さわやかです。

そこで弟子は、所有するものがないのに処とは何でしょうかと尋ねます。釈尊が申されるに、その何もないはずの処に四つの処があるのだよ。見てごらん、何もないと思われる空を鳥は飛んでいるではないか、聖者は眼に見えない涅槃をわが住まいとしているではないか、涅槃を物質的につかもうとしているのではあるまいな、というわけ。

そしてまた人として正しく生き行くべき道は眼には見えないが厳然とした道があり、そこを歩いて行くではないか（人間がつくった道だけが道ではない）。その道は正しい呼吸を積み重ねて行けば、その中に道がある。法は大自然界を観察すれば、その奥にちゃんとあるではないか（法は観を足場として現われる）。だから持っていても役に立たない悪などはさっさと処分してしまえ、そうでないといらぬ持物で苦しみがふえるばかりだよ、というわけです。

息は心身の影響を受く

「出息入息は五陰の相を受くとは、意の邪念が疾く正に転還《かえ》り、覚を生ずるを以て、覚するを五陰相を受くと為す。受くと言うは、謂く受不受相なり」

出入の息は体と心（五陰）の影響を受けるものだという。心に邪念があれば呼吸もおのずから乱れ汚れもしよう。その邪念の悪いものを棄ててしまえば、いちはやく正しい念《おもい》に還り、ああ、やはり呼吸というものは心や体の影響を受けるものだなということがわかるというわけです。

心に邪念を抱けば呼吸も悪い呼吸になる。先にも出てきたように、心と体に悪をつけたままだと呼吸も悪くなってしまうんだよ、というわけです。邪念はいつでもどこでも、時をかまわず所をかまわず顔を出す。そうした場合には、すぐに正しい呼吸に切り替えます。そこで速やかに正しい念《おもい》に還る自覚が生ずる。そうした自覚も心から受ける。この場合に使用した受というのは、受けるとか受けないとかという意味で、知覚の意味の受ではないとことわっている（受不受相なり）。

十二因縁について

「五陰の相を受くるを以て、起は何れの所ぞ、滅は何れの所ぞと知るなり、滅とは十二因縁を受くる人と為す。十二因縁に従って生じ、亦十二因縁に従って死せばなり。念ぜずとは、五陰を念ぜずと為すなり。起は何れの所ぞ、滅は何れの所ぞと知るや、謂く善悪の因縁にて起り、便ち復《また》滅す」

呼吸が肉体および心の影響を受けるから、そうした呼吸の変化が何処で起り、何処で消えるかを知ることができる。かようにして、五陰の変化相、呼吸の変化相から因果の法則を発見した。ここに十二因縁という文字が出てきたのですが、この十二因縁については多くの専門家によって解説されているが、ここでは山辺先生の解説によります。

十二因縁

無明―行―意識―名色―六処―触―受―愛―取―有―生老―死

一人の人間の生命がまず「無明」から始まり、それから生存活動が始まって「行」と名付けられ、次いで「意識」のはたらきを見、それから本物の認識が起り「名色」と名付けられ、次いで感覚器官の「六処」（又は六根）が形成され、それにより外界の状況を知り、「触」（覚）、「受」（知覚）となり、さらに「愛」着となり、「取」（執着）となり、ここに初めて「有」（世界）の存在を見、「生老死」に終る。

これが人間生存の起滅です。このような過程を経て、人間はこの世に生れ、そして肉体生命を閉じて行くわけです。

最初は両親の生殖細胞の合体による一個の細胞から始まり、一定の法則のもとに分裂増殖し、そして、母親の胎内から飛び出し、一個の独立した生命活動が始まります。その成長過程において神経系がつくられ、感覚器官（六根）が発達し、外界の諸現象をこの感覚器官で受けとり（受）、生き行くための生命活動と、種族を残す種族保存の活動が起り（有）、幼・少・青・壮・老年の最後に死となります。

そうした生命活動が先にあげた種々の欲望の影響を受け、欲望の制御の有無により呼吸のあり方が変り、いろいろな人間生活が展開するわけです。そうした人間の一生は変化に次ぐ変化を経て、最後に肉体生命を閉じることになります。

その過程を、釈尊は十二段階に分けられたのでした。その生命活動の中で呼吸は五陰の相、つまり外界および心と体の影響を受けて種々に変化します。その呼吸の変化相が何処で始まり、何処で滅するかを知る。そうした変化相の中で人間の生命活動が行なわれ、やがて老—死となって終るわけです。そうした呼吸の変化相の起と滅は、善悪の因縁によって起り、そして消えるといいます。

良い呼吸こそ積極的に

「亦身をも謂い亦気の生滅をも謂う。念ずれば便ち生じ、念ぜざれば便ち滅す。意と身は同等なり。是を生死の道を断つとなす。生死の間にありて一切の悪事は皆意より来る」

本文はきわめて難解な文章です。納得のいくような解釈が困難です。私どもの心と体は互いに影響し合い、それぞれの変化がまた呼吸に影響を及ぼします。また心および体の好ましくない状態からは呼吸も好ましくないものとなります。たとえば、心に不安・心配があれば呼吸が浅く弱くなることは、前にも述べた通りです。そしてこれが心身にはね返って行きます。

心と体と二つに分けて考えますが、もともとは一つのもので、両者の間は密接な関係にあります。その心身によって影響を受けた呼吸を良い呼吸に変えることができます。つまりアナパーナ・サチのごとき呼吸に切り替えれば、それによって心身は健全の方へと歯車を回転することができます。

呼吸は一呼一吸の起滅の繰り返しです。不自然な呼吸を自然な呼吸へと変えることを念ずれば生命力は回復し、念じなければ死へと運ばれて行く。心身は一如であり、その自覚に立てば生命活動の過程において起る種々なる迷い（生死の道）を断つことができましょう。考えてみるに、私どもが生き行く上に起る好ましくない事は皆これは意に従って起る。そこでみずからコントロールできる呼吸を善用して行けば、心身ともに快適な状態へと歯車を廻すことができましょう。

今！　今！　今！

「今の息は前の息に非ず、前の息は今の息に非ざるなり」

呼吸というものは前に述べたように、呼気と吸気との起と滅（生じたり、消えたり）の繰り返しであり、その上に肉体生命が運営されている。そして呼吸は常に今、今、今の連続です。今の呼吸が今の体や心に貢献しています。それに疑いをさしはさむならば、試みに二分か三分間息を止めてみるとわかります。今の生命を運営して行くには、前の呼吸では役立たないことがわかります。従って現に行なわれている一呼一吸をおろそかにはできません。

釈尊が何故このような題目を掲げたかを少しく推察してみるに、弟子達の中には法にかなった呼吸をして、その良さがわかり他の弟子達に誇示したものがいたのではなかろうか。そうして得意気に話すものにありがちな、怠け癖が出ます。過去にこれだけ良い呼吸をしたのだからという自惚《うぬぼれ》があります。ですから現在正しい呼吸をしていないのに、その良さに酔っているわけです。

車を走らせる場合でも同じです。先に使ってしまったガソリンは現在の役には立ちません。もはや車を走らせる力はすでにないのです。正しい呼吸も、今、今、今と間断なく行なうところに、その偉力が現われてくるわけです。

釈尊はこのようにして弟子の怠惰と増上慢をきびしくたしなめたのかも知れません。

死生の問題

「生死の分別を為すとは、意念生ずれば即ち生、念滅すれば即ち滅と為す。故に生死と言う。当に万物及び身を分別すべし。過去未来の福を索め尽すと為す。何を以ての故に。尽すとは生ずれば即ち滅び、滅ぶれば便ち尽くるなり。已に尽くるを知れば、当に力を尽して求むべきなり」

生とは何か、死とは何か。通常は呼吸をし、食物を摂り、それにより肉体の生命が存続していることを生といい、呼吸が止まり、心臓の鼓動が完全に停止した状態を死と呼んでいる。果してそれが生と死との完全な定義であろうか。

釈尊はそうは見ていないのです。意識がはたらいているのが生で、意識が全くなくなったのを死とされている。それゆえ植物人間といわれる完全に意識を停止してしまった場合は、生とはいわない。その相違は一般常識では肉体の滅を死とし、釈尊は意念の滅をもって死とされているわけです。さらにそれを敷衍《ふえん》すれば、生とは意念であるから、その意念が書き残されて後世の人達の生き行く指標になるものならば、それは立派に生きていると申してもよいのではないかと思います。そうした立場で考えれば、釈尊の肉体生命は二千数百年前に滅しているが、その意念は文字として残され、それによって後世の人が如何ほど救われているか知れない。釈尊の御意思は立派に生きているわけです。

私どもは万物、つまりあらゆるものの相《すがた》と自己とを見きわめることが大切です。それにより真の生命を知るべきではないかと思います。私どもはわが周囲と自己とを見定め、併せて自己と自然との調和を発見することが大切ではなかろうか。

釈尊はさらに過去と未来について言及しています。過去の福は尽き、未来の福は求めにある。すでに尽きるということは滅である。それゆえ呼吸も正しい呼吸を忘れていたならば、力を尽して倦まず撓まず続けて行きたいものです。生き行くためにはやはりアナパーナ・サチのごとき正しい呼吸をしっかりつかんで、それを倦まず撓まず実行して行きたいものです。

水は低きに流れ、人はやすきにつきがちです。無意識呼吸から正しい呼吸に切り替えることは若干の努力が要ります。しかしその正しい呼吸もいつの間にか無意識呼吸に変ってしまいます。そのときこそ、それを常のごとくに正しい呼吸に切り替えて行くことが必要なのです。

第六章　浄めゆかなむ身と心

第六・浄の考察

「何等をか浄と為す。謂く、諸の所貪欲を不浄と為す。何等をか五陰相と為す。譬えば火を喩えて陰と為し、薪を相と為す、息より浄に至るを、是を皆観と為す。謂く身を観ずれば相随・止・観・還・浄は有ることとなしとす」

先に浄は行であるといったのは、「数息」は大地、相随は犂《すき》、止は軛《くびき》、観は種、還は雨とたとえたのに対し、浄は行であるという。つまりその前の五条件が揃えば、次に実行が必要です。前に述べたように、浄は念《おもい》を断つことであり、所有なし（持つところなし）で、大自然の運行とともにあることが浄で、大自然そのものが浄であるわけです。

釈尊は貪欲《とんよく》・瞋恚《しんに》・愚痴《ぐち》を三毒と申されています。毒とは私どもの心および体に禍《わざわい》となるもののことです。その最初に挙げられたのが貪欲です。貪《むさぼ》りは私どもの心も体も障害を受けます。それゆえ貪欲さえ取り除けば、浄となるわけです。換言すれば、貪欲を浄化することこそが重要なのです。

釈尊はこれを火と薪の関係で説いています。そこで五陰の相とはどんなものかといえば、色・受・想・行・識を火そのものとすれば、その相《すがた》が薪だという。火そのものは定った姿も住所もない。火は薪が条件となって燃えつづけるわけです。そして薪という条件が尽きれば火はなくなってしまうのです。その発想のすばらしさよ。

心の浄化力

「問う。何を以ての故に、内に身体を観ずることを先にせずして、外に身体を観じ、先の数息、相随、止、観、還、浄に反するや。報う。意の不浄を用《もっ》ての故なり。身を見ずんば、意は已に浄なれば、便ち悉《ことごと》く身の内外道を見ればなり。身の悪露を観ずるは貪欲を止むる薬なり。四等心を念ずるを是を瞋恚《しんに》を止する薬と為し、自ら本は何の因縁にて有りやと計するを是を愚痴を止するの薬と為し、安般守意是を多念の薬と為す」

私どもが生活の向上をめざしたとき、第一に肉体の内外について考慮することが必要なのではなかろうか。それなのに、そうしたことを後にして数息・相随・止・観・還・浄を何故に先にするのだろうか。という問いに対して、肉体は汚れたものなるが故に、体のことを考えても無益である。ところが意《こころ》が浄《きょ》らかになっていれば、体のことがはっきりわかるのだというわけです。

意《こころ》は、しばしば意の錆ともいうべき欲望に引きずりまわされ、体をこわすことがある。意がすでに浄められている場合は、体も浄められます。従って病気も多くは未然に防ぐことができます。いわゆる無形を制することになります。それは正しい呼吸によって得られます。

前にも述べたが、釈尊は三毒と称し、人間の心身に障害を及ぼす三つのものを挙げています。

一、貪欲《とんよく》　二、瞋恚《しんに》　三、愚痴《ぐち》

人はそれぞれにその内奥にすぐれた能力を秘めています。ところがこの三毒にあてられると、その能力の出現を妨げられます。それはまことに残念なことです。

貪欲というのは種々ありましょう。食欲・性欲・名誉欲などが節度を失ってエスカレートする。われながらわが身のブレーキがきかなくなってしまう。

そうした貪欲を止める薬はないでしょうか、との弟子の質問に対して釈尊は、体の悪露を観なさいというわけです。絶世の美人とて、いつまでも年をとらぬわけにはいかない。いずれは顔には皺がより、歯も抜け老いて行きます。わが身も同様です。そうした発想が貪欲のブレーキになるわけです。

次に瞋《いか》りを止める薬は四等心だという。それは慈・悲・喜・捨の四無量です。限りない慈愛の心、寛容の心を抱けば怒りの炎も消え去るでしょう。

次に痴《おろか》、つまり智慧の曇りについて良い薬はという質問です。それについて、現在かくなったその本《もと》は何であったかと考えてみることだというわけです。その原因として必ず思いあたることがあるでしょう。その原因なるものを検討し、再び繰り返してならぬものは心にとどめるといった考慮がはらわれるべきでしょう。

そして釈尊は最後のしめくくりとして、心の動揺を来すさまざまな念《おもい》を一掃するのは、アナパーナ・サチが良い薬だという。すなわち改良されたアナパーナ・サチ、つまり長呼気が大変役に立つわけです。

身に止を観ず

「人の貪求に大小あり、前後あり。謂く得んと欲する所を当に分別して観ずべし。観とは見て念《おも》いを為すこと、念うことは見ることに因る。観とは知ると為す。身に止を観ずるとは、坐して念起るに、念を起すの意離れず。行なう所の意ありて、著する所を識と為す。是を身に止を観ずと為すなり」

私ども人間は、生きている限り何らかの苦悩があるものです。その苦悩の原因として貪求《よく》(欲)があります。欲が苦悩のもととなり、苦悩はエスカレートして行きます。欲が心身に影響することは決して少なくありません。

たとえば、あるギャンブルでもうけたとします。さらに良いことがあるだろうと、次第に深みにはまって行きます。しかし泥鰌《どじょう》は常に柳の木の下にはいない。弾丸《たま》は続かないのに、欲のみは拡がって行きます。弾丸を得るために生活を脅《おびや》かすことになれば、苦悩は増大して行きます。ギャンブルも軽い気持で、予め弾丸を決めておき、勝っても負けても（多くは弾丸は消えて行く）さらりと打止めとする。つまり苦悩を増大せぬ考慮がいる。

欲求には種類・大小・前後があるが、当に分別して観ずべしと、これが最も重要なことでしょう。少欲知足、あまり欲ばらず、心を波立たせないことは、苦悩を増大しない秘訣でしょう。分別して観ずる、これは常に心の中に持ち続けて行きたいものです。

観とは見て念《おも》いをなすことであり、逆に言えば念いは見ることに因る。そして念うことによって知る。観とは知ることです。そこでもの事を正しく知ることが大事ですが、そのためには正しく見る必要があります。正しい見方をすることは必ずしも簡単ではなく、欲がからむと眼も曇ります。意を落ちつけて見る、そのためには釈尊のなさった呼吸が活《い》きてきます。欲の増大は苦悩の増大につながります。むつかしいことではあるが、ものをしっかりと見究めて行き、欲を制御して行く必要がありましょう。

終りに「身に止を観ずる」という言葉があります。止は釈尊の呼吸の六段階の第三番です。意を落ちつけ、心身一如の境地において心を一境に注ぐことですから、いろいろな欲を伴った雑念が整理されて、実行への意志と理性的な意志とが平行し、矛盾なく進み行くことで、止と観とが併せ行なわれることを身に止を観ずる、と解したら如何でしょう。

修練

「出息入息の念滅する時、何等をか念滅の時となす。謂く、出入の気尽くるを念《おも》う時、意息滅す。出息入息の念滅するの時なり。譬えば空中に画くに有る処なきが如し。生死の意、道の意倶に爾り。
出息入息の念滅する時、亦息意を説かず、自ら滅を説く時、出息入息の念滅する時なり。物は因縁より生ず。本を断つを滅時となすなり」

私どもが良い呼吸をすべく、呼吸に意識を用います。ところがいつの間にか、それが通常の無意識呼吸に変ってしまいます。その方が容易だからです。呼吸もまた難より易につきます。水が低きに流れるがごとくです。

無意識呼吸を意識呼吸にするのには努力が要ります。そして放置すれば簡単に無意識呼吸に移行します。意息滅すとは、意識呼吸が無意識呼吸に変ることです。それはたとえていえば、空中に向って絵をえがこうとするようなもので、そこには画くべき紙も絹地もカンバスもありません。

そうした心のこもらぬ呼吸はたよりないものです。

そこで、改良された釈尊の呼吸は出る息のみを長くするが、入る息は心を用いないといったまことに調和のとれた呼吸です。しかしそれとても無意識へと流れてしまうのです。呼吸に心をこめる、特に出る息に意識を用いることは雑念、つまりなくもがなの念《おも》いを排除するに役立つことは前にも述べましたが、そうして出る息のみに心を向けていると、その他の面に心を向けることが困難になります。

ところが長呼気を倦まず撓まず実行して行きますと、心を労せずしてその呼吸ができるようになります。これが相随の息です。出している息は長いが、呼吸している本人は意識を労せずして行なっています。これがきわめて重要なことです。そこへ行きつくには日に新に日々に新たな気持で長呼気に励む以外に方法はありません。

無意識呼吸とは生理学的にいえば延髄（脳幹の最下部にあり）において反射的に行なわれる反射呼吸のことです。これは呼吸筋への指令が大脳から発せられるのではなく、肺の内部にある求心性神経の反射によってそれが延髄に伝達され、大脳とは無関係に呼吸運動が行なわれるわけです。これは意識とは関係なく行なわれるので、あたかも自律神経の支配を受けているかに思われるかも知れませんが、これは解剖学的に見て運動神経の支配下にあることがわかります。もし仮りに純然たる自律神経支配とするならば、心臓の搏動のごとく、呼吸そのものを意志力によって変えることができないのです。

日常の大半は無意識呼吸ですが、これを長呼気にしたり、あるいは瞬間的に力強く息を出したりすることは自律神経支配ではできません。つまり日常の無意識呼吸は先天的に人間に与えられている反射能を用いているわけです。されば大脳は呼吸運動に労せずして、自由自在に精神活動が行なえるのです。自由という言葉を使ったけれども、それは自己の内外の種々なるものによって束縛を受けますので、思ったほど自由でもありません。そうした精神活動を妨げる因子を取り除いてやれば、鳥が大空へ羽ばたくように展開するわけです。

釈尊の苦行時代にはおそらく良い発想は浮かんで来なかったのではないかと思います。それは断食により体力は極度に低下し、その上断息は精神活動を攪乱してしまいます。

息を止めることはしばしば述べたように、頭部よりの静脈血が心臓へ還るのを妨げます。それにもかかわらず、脳に送りこまれる動脈血は強い圧力で送りこまれ、ここに大脳のうっ血と充血が起ります。そのために脳圧の上昇を来します。その状態で冷静な精神活動のできよう筈がありません。

官能の浄化

「内外痛痒《つうよう》を見観するとは、痛痒の従起《おこ》る所を見ると為す。便ち観は是を見観と為すなり。

内外痛痒とは、謂く外の好物を外痒と為し、外の悪物を外痛と為す。内の可意を内痒と為し、内の不可意を内痛と為し（内の因縁に在るを内法と為し）、外の因縁に在るを外法と為す。亦謂く、目を内とし、色を外とす。耳を内と為し、声を外と為す。鼻を内とし、香を外と為す。口を内と為し、味を外と為す。心を内とし、念を外と為す。好き細滑《きめ》を見れば、意に得んと欲す。見を痒と為す。麁悪《あらきもの》を見れば、意に用いず、見を痛と為す。倶に罪に堕つるなり」

私どもは一般に快《こころよ》いものは受け容れ、不快なものは避けようとする。その両者は外部からのものと、内部から起るものとがある。

外部からの快いものを外痒といい、不快なものを外痛と呼ぶ。同様に内痒と内痛とに分けられます。そして内にあるを内法とし、外にあるのを外法とする。

また五官は外界の好きなものに対しては喜びを覚え、嫌なものに対しては不快の感を催す。従って快いものは取り入れ、不快なものは遠ざけようとする。ところが両者とも罪に堕つるというのです。

これは一見異様な感じがします。しかし実際の日常生活では必ずしもそうばかりはいきません。時には不快なものを取り入れ、好きなものを捨てなければならんことがあります。その時の境遇がそうさせるわけです。人生には、しばしばそうしたことが起るものです。嫌なものは遠ざけ、好きなものだけ取り入れることができれば、世の中の悩みもなければ不幸もないわけですが、実際には好悪の情のみではいかない場合が多くあります。

万人共通の好悪の情を基準とする思想をとらず、好悪の情を通すことを罪とするもう一つの立場が提案されているのです。好きなものに溺れて、本能のままに深みに落ちこみ、それが苦悩となって現われることもあるのです。あるいは表面的、皮相的には避けて通りたいが、それにじっとして耐えて行けば、やがてその結果はその人の人生にプラスになることも多々あります。また逆に、そのように不快なもの、好ましくないものをはじめから避けて通るという行き方をとらないこと、好ましいものをつつしむといったことが起るものです。官能の刺戟に狂奔すれば、後に虚《むな》さが残ることは少なくない。寒暑に耐え、苦悩に耐え、後でそれが喜びに変ることもある。私どもは快感に溺れず、不快に傷つくことなくその先を深い眼で読みとって行きたいものです。

内外の痛痒に当面してその時々の状態を静かに判断し、時には痒、つまり快を制御し、痛、つまり不快さに対しても耐えていかねばならない。そうした快いものへの制御、不快・苦痛なるものへの忍耐力が必要であることが言外に示されているものと思います。

そうした心のあり方は釈尊の実践されたような正しい呼吸を行《ぎょう》じて行くうちに、決められて行くのです。正しい呼吸によれば、いずれを取り、いずれをはずして行くか、そうした取捨選択も養われて行くでしょう。

釈尊は苦行六年の間、痒を捨て、痛に敢然と立ち向ったお方でありました。苦痛に次ぐ苦痛の連続、苦に明け苦に暮る六年間、これは釈尊ならではのことで、到底真似のできることではありません。もちろん苦行すべてがプラスになるわけではありません。しかしあらゆる苦痛に対して耐え行く力をしかと身につけることは、人生にはかり知れないプラス面があるわけです。

マイナスの面は肉体の生命力を窮地に陥れ、最悪の場合は命まで失うことになります。同時に苦行のみでは決して悟りの境地に達することが不可能であることに釈尊は気付かれたのではなかろうか。

苦楽に止を観ず

「痛痒に止を観ずとは、若し人、臂痛むも、意に痛を作《な》さず、反って他の一切の身痛を念ず。是の如く意をもって痛に在らざらしめなば、痛を止むとなす。亦念ずべく、亦は念ずべからざるも、痛を念じて著する所なし。自ら身を愛すれば、当に他人の身を観ずべし。意に他人の身を愛すれば、常に自ら身を観ずべし。亦止となすなり」

この文章は苦痛と快楽に対して止を観ずることにポイントがおかれています。たとえば臂が痛んだ場合、痛む臂から心を放ち、むしろそれ以外の体全体に激しい痛みがあるのだと想念するのです。そのようにして、心を臂の痛みに向けなければ痛みは消えてしまうという。これは薬を用いぬ除痛法として研究の余地が充分にあります。

これに似た抜苦法は、日常気付かぬままに人間はかなり活用しているものです。たとえば、ある主婦がわが家の暮しと隣の家庭の生活状態とを比較して、年中不平を主人にぶちまけている。ところがたまたま同じ会社に勤めていた友人が交通事故に遭って亡くなります。子供を抱え主人を失ったそのお宅は収入の道を断たれます。奥さんは今までの比較の対象をこの家庭に移し変えました。その日から奥さんの不平は消え、御主人に対する態度もすっかり変りました。

世間でよく使う、上には上があり、下には下がある、という言葉で代表される一種の比較法です。御主人を亡くされた御家庭には、まことに思わぬお気の毒な出来事です。しかし釈尊の比較除痛とよく似ているではありませんか。人間は痛みに対する受けとめ方がいろいろです。よく苦痛に耐え得る人があり、反対に大騒ぎする人がある。苦痛に対して、すぐに薬に頼ろうとする人がいます。ところが薬はよくきくものほど副作用が多い。たとえば関節リュウマチに驚異的な薬効を見せた副腎皮質ホルモン製剤は、その後思わぬ副作用のあることが判明し、現在では余程注意して使用せぬと危険の多い薬であることがわかりました。

人間は苦痛に対し、案外弱い面があります。何とか早く苦痛を除きたいというのが人情です。そのため製造される薬の中でも鎮痛剤はかなりのウェイトを占めています。人によってはアレルギーの問題もあり、事故を防ぐためにはホームドクターとよく相談して使用すべきです。

それに対し釈尊の比較除痛法（あるいは苦痛緩解法といった方がよいかも知れません）、これは全く副作用がないばかりか、痛みを転機として人生に役立つ正しい呼吸法を身につけることができます。釈尊の呼吸が実は痛みのほかに、悲しみ・不安・恐怖・怒り・貪りといったものに対してもユニークな処理法であることがわかっています。つまり釈尊はすばらしい呼吸法を開発されたことになります。

釈尊の比較除痛法は、ある一箇所の痛みをこれに数倍する痛みであろうと想念する、少し経験のある方ならばすぐ理解されると思うが、ふだん練習している丹田呼吸がおのずと出て、案外痛みに耐えられるのです。胆石痛などはかなり痛みが激しくやってくることがあります。その時うなるのは丹田呼吸なのです。この丹田呼吸の鍛錬を積んでおきますと大いに役立つものです。それはまた痛みに対し比較的冷静に対処できる利点も併せ持っています。

文章の中にある「亦は念ずべく、亦は念ずべからざるも、痛を念じて著する所なし」とあるのは、痛みの場に心をかける、かけないのいずれにしても、という意味です。痛みをすなおに受けとり、それにはあまりこだわることがなければ、かなりの痛みにも耐え得るものです。苦痛あるわが身をいとおしめば、それと同じ立場にある他人の身の上をおもいやるようになります。そこに互いにあたたかい気持が流れるでしょう。痒の方もまた、理性を離れた馬鹿騒ぎの喜びなどなくなるでしょう。

痛に対しまたは痒に対しても、冷静に受けとめることが止となすなり、ということになるでしょう。

痛と痒《よう》

「内外痛痒を重ねて出すは如何。謂く、人の、色《もの》を見るに、愛に薄厚あり。其意は等しく観ぜず、多と少と異なる故に重ねて分別して道を観ず。常に内観して痴《おろか》あらば、当に外観して以て自ら證《あか》しをなすべきなり。心身の痛痒各自異なる。寒熱刀杖の痛極を得るを身痛となす。美飯、載車、好衣、身の諸の便とする所をうるを身痒となす。心痛とは身自ら憂えて復《また》他人及び万事を憂う。是を心痛となす。心に好む所、及び諸の観喜を得るを心痒となすなり」

ここでは心身の苦楽について重ねて持ち出したのはどういうわけか、という問いに対しての答えです。所詮苦楽は各人の事物に対する愛の厚薄にあり、人はそれぞれの生活をしているので、その心持も各人各様であり、種々の事物に対しても異なった見方をしているので、見る対象物は同じでも意はいろいろであるわけです。そこで対象になる事物よりも、むしろ各人の心の移り行きに注意を払うことが必要でしょう。

そこで常にみずからを省みて、もし誤っていることがあれば、みずからそれを実証すべきであると。そして愛ゆえに苦楽ありで、愛することが深ければ、いよいよ苦も楽も増大するであろう。

たとえば相愛し合う一組が相手から好きなものを集め、嫌いなものを遠ざけ、それによって幸福を得ようとすれば、多くは予想に反して楽と思ったものが苦になることもあろう。生きている限り暑さあり、寒さあり、自分をいためつける種々なるものを受けとめて行かねばならない。そうした苦しみの中で苦しみの極を心痛となす、と。

また御馳走も、あるいは良い衣装も、体に大変良いものは大いに受けるがよい。そうしたものを身痒とし身の楽しみとなす。また自分自身が心配するようなことは他人もまたそれぞれの心配、悩みです。このように自分の苦痛を感ずることにより、他人の苦痛をも知るのが心痛であるわけです。

楽しみは楽しみでよく、苦しみは苦しみとしてあるがままに受けとって行く、それに順ずる心を見出せばよいのであって、それには、常に正しい呼吸を積み重ねて行くことが希ましいわけです。

反省

「意相観とは、両因縁あり。内に在りて悪を断ち道を念ず。一つには謂く五楽、六衰まさに制して之《これ》を断ずべし。観とは自ら身を観ず、身は麁細を知らず、以て乃《いま》し覚えることを得、是を意意相観となす。意意相観の息も亦是れ意、数えるも亦是れ意、数える時、息を観ずる

　も意意相観となすなり」

意相観とは意《こころ》の観ずる相《すがた》です。それには二つが考えられる。その一つは自分自身を駄目にしてしまうものを断ちきり、あるべき相にたちかえることと、もう一つは五楽、六衰で、これは当然断たねばならないものです。

観とは自分自身を観察することで、第二の五楽、六衰とは、眼・耳・鼻・舌・身の欲、つまり楽しいものを見たり、聞いたりする官能の欲、あるいは食欲・色欲・財欲・名誉欲などで、こうした欲望の野放しは私どもに真の幸福をもたらすものではなく、それどころか衰損を持ち来すもの（六衰）であるから、制御し断つべきは断って行かねばならない。そうした欲望は野放しにしておけず、程よく制御して行かねばならない。

意相観の第一に挙げられたものは、道を念ずることだとあります。それは人生に対する正しい在り方とでもいえましょう。私どもの日常生活は、その場その場に追われての生活が多く、人生のあるべき相《すがた》ということまでは考えがまとまりにくいものです。しかし、それはまことに大切なことですので、やはり真剣に取り組んで行きたいものです。種々の欲のおもむくままの放縦な生活の中からは、そうした人生の真のあるべき相といったものは浮かんで来ないのではなかろうか。

観とはみずからを観察して行くことであり、道を念ずるとは心の根源に気が付いて、あるべきように前進することと思います。心は、体のあるべき生理現象が行なわれており、それを観察することができるけれども、体はそれを知る由もない（身は麁細を知らず）。しかし現代医学によれば、刻々移り変り行く生体の変化を心がそのすべてをとらえることは不可能であり、その移り変り行く相《すがた》は自然の動きの一部であり、体全体がフィードバックシステムによって運営されている。
道を念ずるとは、生体の運営がきわめて自然に進み行くことを念ずることです。そして道を行ずる中には、正しい呼吸を積み重ねて行くことも当然含まれるべきものです。正しい呼吸は自然の呼吸であり、それによってよく心身が調和する、そうしたことを「乃《いま》し覚ることを得」というわけです。それを「意意相観」、意《こころ》が意の相《すがた》を観察するという。意意相観のときの息も意で行ない、息を数える場合、その息を観ずるのも意意相観となすのであります。

生活を浄めて行く

「意に止を観ずるとは、婬を欲するを制して為さず。瞋恚を欲するも制して怒らず。痴を欲するも制して為さず。貪を欲するも制して為さず。諸の悪事には一切向わず、是を止を観ずると為す」

私どもの日常生活の中で、新聞の三面記事を賑わしているものの大半が貪・瞋・痴・婬にかかわりを持ったものです。貪・瞋・痴は三毒といわれ、私どもの心身に何らかの障害を及ぼすものです。毒とは、心あるいは体に何らかの支障を来すものです。そうしたものは、すべて制御することによって悪事に向わぬようにする。すべてそうした場合、一切を悪事に向わないのを止を観ずるとなすと。

そうした観が完成すると同時に悪事の実現を止める「止」の力が表われるのを、止を観ずるとなすというわけです。

法に止を観ず

「生死を得て、一切を断たず、当に断つべく、已に断つを内外の法に止を観ずるとなすなり」

私ども人間は心に迷いがあると、心にすべてのものを断つことができない。いつまでも未練がましく迷いを心に抱いていてはいけない。そこには決断力が必要です。

断つべき迷いを潔《いさぎよ》く断てば、それを内外（自己および自己を取り巻く外部環境）の法に止を観ずるとなすのであるという。つまり迷い心を断ちきれば、正しいものの観方ができるわけです。一言にしていえば、迷いを捨てて、ものの正しい観方をすることを、法に止を観ずるというのです。

しかし言うは易く行なうは難しといいますが、実際にその立場に立つと、容易に断ちがたい場合があります。時には情にほだされて決断は鈍《にぶ》ります。しかし絶えず、アナパーナ・サチを実行して、正しい智慧が湧き出てくれば、迷いの中に紛れこまないですむわけです。ここにも釈尊の言葉〝無形を制す〟を心に停めおくべきでしょう。

それでは大脳生理学の方では「法に止を観ず」をどのように説明するでしょうか。ベールに蔽われていない欲望は、大脳の辺縁系に中枢があるといわれます。それにブレーキをかけるのは前頭部連合野ですから、ここに霞《かすみ》がかかっているのが迷いのもとになるのではなかろうか。霞や靄《もや》を拭《ぬぐ》い去ることができれば、欲望の制御もうまく行こうというものです。

それらを拭い去るにはアナパーナ・サチで脳循環を活発にすることになりましょう。従って前頭部連合野の冴えを見せるのはアナパーナ・サチの実践ということになるでしょう。

肉体の執着

「法に止を観ずるとは、一切の人、皆自身を身となす。諦に計《かんが》えるに我身に非ず。何を以ての故に。人が已に死せば、眼あるも見る所なく、亦色有れども応ずる所なし。身は是の如し。但識あるも身に非ず。何を以ての故に。識は形有ること無く、亦軽くして止まる所なければなり。

是の如く耳・鼻・舌・身・意を計《かんが》えるに亦爾り。この計《かんが》えを得るを法に止を観ずるとなす。亦謂う、悪を念《おも》わざるを止となす。悪を念うを不止となす。何を以ての故に。意が行ずるが故に」

ここではさらに「法に止を観ず」についてさらに説明が加えられています。止とは心を一境に止めることですが、通常は一般には法《もの》をそれほど深くは見ない。ところが心を澄まして見ると、ものが透《すき》とおって見える。つまり法《もの》の正しい見方を「法に止を観ずる」というわけです。

一般常識的には自分の体は自分のものと思っている。しかしよく考えてみればそれはわが身ではない。何故かといえば、眼があり色《もの》があっても、死ねば眼は見る用をなさない。そして法《もの》があっても対応するところがない。このことは眼ばかりではなく、耳、鼻、舌、身等も眼と全く同じです。体とはこのようなものです。

しかし人間には識がある。これは形がなく、軽くて止まる処がない。眼・耳・鼻・舌・身・意も同様だという。こうした考え方でものを見るのを、「法に止を観ずるとなす」というのです。

このように釈尊は人間の体ばかりでなく、すべてのものは因と縁との和合によって成り立っていることに考えを進めて行ったのでした。これは見やすい道理ではあるが、味得することは困難です。

肉体と心との関係は、たとえば船と船頭の関係です。肉体を船とすれば心は船頭です。船があっても船頭がいなければ動かないし、船頭がいても船がなくてはどうしようもない。両方揃っていても、船が壊れかかっていれば目的地に達することはむつかしく、船がしっかりしていても船頭が酔っぱらっていてはどこへもっていかれるか知れない。船も船頭も、しっかりきめた目的地に進むことができるように両方を調えることが必要です。

釈尊の呼吸、それは正しい呼吸で、心身両面を調えるのに大いに役立つのです。

自動車による交通事故が今より多かった頃からかと思いますが、植物人間のことが茶の間の話題になったことがあります。交通障害による場合が多いと思いますが、この状態になると、呼べども呼べども応答はありません。無意識状態です。しかし呼吸をし、心臓の拍動は続いています。鼻腔から栄養を送りこむこともできます。こうした場合、現代の医療常識では命ある限り輸液をしましょう。しかし釈尊の考え方からすれば心身不二、一如です。呼べどさらに応答なき体は、たとい呼吸をし、心臓の拍動があっても、完全な人間ではないわけです。しかし肉親の情として、呼吸をし、心臓が動いていれば、できる限りの手を尽してあげたいというのが人情のようです。

今後状勢は多少変って行くかもわかりません。そこで法観止、つまり人間生命を見据えた場合と情のからみ具合では微妙な違いがあることがわかります。

道を行ないて観を得

「出息入息を自覚し、出息入息を自知す。当時を覚と為し、以後を知と為す。覚とは息の長短を覚るを謂い、知は息の生滅・麁細《そさい》・遅速を知るを謂う。出息入息に尽を覚るの心とは、出入の息を覚りて、報を欲する時を尽と為す。亦万物を計《かんが》えるに身生じて復《また》滅す。心とは意止なり。空を観ずる者を見るに、道を行ないて観を得、復身を見ざれば、すなわち空に堕ちん」

文章全体を一言にしていえば、呼吸の覚知ということです。呼吸に対する覚と知の相違を次のように述べています。

覚とは息の長短を覚る心をいい、知とは息の生滅・遅速・麁細を知るをいう。そして覚というのは、心と体が一つに動いて生々《なま》しく呼吸が生きていることを、頭と体の両方で、つまり行《ぎょう》によって、知ることです。知の方は記憶したものを後づけることです。

釈尊の呼吸アナパーナ・サチはその初期には出息・入息ともに全力投球の呼吸でしたが、やがて効率のよい、それこそ調和のとれた出息長・入息短に変ります。これも実践を通じて、体と心とで覚えます。それが積み重ねられて行くうちに、しっかりと体内で根を張り、常の呼吸となって行ったことが推察されます。

覚とは息の長短を覚るというとありますように確固とした覚で、これが釈尊の生涯の呼吸になったのであります。出る息を長くする呼吸は現代の私どもに、まことに役に立つ呼吸法で、万人にできる呼吸法です。問題は継続です。これが常の呼吸となるまでには、これを行《ぎょう》として日々実行して行くほかありません。出る息を長くすべし、入る息は短くてよろしい。これが繰り返されて行くうちに、その呼吸をさらに静かな気持で観察して行くと、息がどのようにして生れ、どのように消えて行くか、あるいは如何なる場合に麁《あら》い呼吸になるか、もしくは細《こま》やかな息になるか、出入息の速度などにも心を向けます。出る息が長いのは緩かであり、それに対し短い吸気は急速に入って行きます。そうした後づけをして行くのが知であると申しています。

最近私どももこの釈尊の呼吸をしていて思うことは、出息と入息に長短があり、緩急がある。あるいは麁細《そさい》あり、強弱あり、虚実あり、有声無声ありで変化に富むものです。それらがどのように私どもの心と体に影響するかについて、思いを廻らせてまいります。

同じ一呼吸に長短があるのは生体にどうなのかということです。長と短ではバランスがとれないではないか、入る息が短ければ酸素が充分とれないではないか。そうした疑問も当然出てくるでしょう。変化を好まぬ人は、あるいは呼気と吸気は等間隔がよいと思う方もありましょう。

しかしそうではないのです。釈尊の呼吸を少し生理学的に検討してみましょう。

最初に出息長です。出る息はある程度長い方がよい。釈尊の在世当時は現在あるような時計はなかったでしょうから、何秒という記録はない。長いほどよいかというと、これには議論の余地が残されていますが、ただあまりに長過ぎる（一分以上）と、長呼気のために心を集中し、他の精神活動が妨げられることも考えられます。

しかし利点として、炭酸ガス（CO_2）の排除効率はよくなります。雑念処理にも偉力を発揮します。そして一回の呼吸ごとに調整呼吸を折りこまないと継続は困難です。

では何秒ぐらいの長呼気がよいですかという質問に対しては、幅を持たせ、五秒から三十秒くらいの間で練習されたらよいと思います。私どもの調和道では十二〜三秒から三十秒程度の波浪息を会員に実修して頂いています。

肺の換気は肺胞および細気管枝で行なわれています。鼻または口からここまでの道はガス交換に役立たない部分で、いわば死腔です。この死腔容積を一五〇ccとすれば、一回の呼気量からそれだけ差引いた量が実際の有効排気量です。それですから、浅い呼気で一五〇ccしか出ないとしたらCO_2の排出は拡散のみにたよっているわけですから、きわめて危険な呼吸と申さねばなりません。それに対して一回の呼気を十秒かけるとすれば、二〇〇〇ccほどの排除量となります。この他、出る息は短くとも、力強く出せば排気量は多くなります。

ですから結論としては、持続性のある長呼気と瞬間に力強く出す呼気との両呼吸を日常生活の中へ取り入れて行くことが希ましいのです。釈尊はこれを、長息および短息と名付けています。

次に「出息入息に尽を覚る心」というのは、出る息または入る息がいま終ったんだなと覚ることで、そのすんだよと言おうとするときが尽だというわけです。一息の生《しょう》から滅までがその息の生命であり、また次の一息の生滅が行なわれる。生じては消え、また生じて消える泡沫《うたかた》にも似た一息一息の上に、人間生命が存続して行きます。あらゆる生物の生命も同様でしょう。

次に心とは心意なりとて、ものを深く見る心を強調しています。さらに空観のことに言及しています。それは弟子達に空観の概念化を戒めているのだと思います。

あくまでも正しい呼吸の実修により、その体験から、しっかり身についたものにすべきことを述べています。それは道を行なうことによって一応は空観を得ても、呼吸の生滅を見透して行かないと空を体感できないのです。空を観ずる最も手近なものはわが体の中で、いま現に繰り返しつつある一呼一吸の生滅にあることがわかります。

釈尊は呼吸の消滅から、病理学者は生体の細胞の生滅の繰り返しから、空を現実のものとして体感します。体感なき空を、空に堕ちると申されております。

手放すこと

「無所有とは、意に著するところなきを謂う。意に著する因あれば有と為す。六入を断てば便ち賢明を得、賢とは、身明を謂う。道を謂うなり」

空観は遠きに求めるまでもなく、最も近いわが体の中で行なわれている呼吸の中にそれを把握できる。それは前にも述べた一呼一吸の生滅即空なりといえましょう。

ところがここでは一転して、ある事物を握ったら手放さないことへの戒めです。無所有は無所得であり、持つもののなきこと、手放しする心です。握りしめた手は放しが必要、さすれば他のものを把握できよう。

なぜ手放すことが必要かといえば、必要なものをすばやくつかむことができるからです。この把握と手放しのいずれも必要なのですが、私どもには一度つかんだものは手放したくないという気持が比較的強いものですから、逆に手放すことのみが強調されてきたきらいがあります。手放しても、つかむことを忘れてしまっては充分とはいえません。手放す解放感、握りしめる充実感――この両者が実は大切なのです。

しかしここでは手放しについて話が進められます。無所有とは意に著するところなきと申されています。空観の把握には身近なところでは呼吸に心を向けよというのが釈尊の教えですが、その呼吸のみに心がとらわれてしまうと、これまた困ります。それによって空の体観を獲得したならば、呼吸から意《こころ》をさらりと放ちます。それがまた釈尊の教えでもあります。(数)息を得て(数)息を棄つとは、数息をしっかり実修して数息に上達したならばそれから心を放ちなさいということです。数息のみにとらわれていると、それから先の展開が覚束ないのです。心があるものに執着していると、心の展開に支障を来します。

自然界を見透せば、あらゆるところに手放し現象が見られます。秋になって栗の実が熟せば、おのずからその実を大地に手放します。熟した果実は人間やその他の動物によって持ち去られることをむしろ歓迎しているかに見えます。それは果物の中にある種を動物によって広い地域にばらまいて貰いたいからです。種族保存は生物の大原則だからです。さて再び人間に帰り、意に著する原因があればこれを「有」と名付ける。有はこだわりのもとになります。私どもの病気もその原因の大半が心のこだわりです。時にはこの有のために心の大半が占拠されます。これは余計な荷物です。そのために身動きもできなくなります。心にそれが多過ぎると心の健全な活動が妨げられます。

そうした心の荷物は五官と称する感覚受容を経由して入ってきます。心から不用なものをほうり出せば、心は自由な活動を取り戻せます。それは釈尊のやられたような正しい呼吸を心をこめてすることです。長い呼気は心中の不用なものを運び出してくれます。そして必要なものへ心を集中することができます。

「六入を断てば賢明を得」とは、感覚受容器でキャッチしたものが刺戟となって大脳へ送りこまれるのですから、それを遮断してやればよいわけです。長呼気はそれに対する一つのフィルター的な役割をしているようです。必要なものは大脳への通達OK、不要なものはシャットアウト。長呼気には、そうした取捨選択のはたらきをよくするはたらきがあるのでしょう。それは長呼気により心が落ちつき、冷静な判断ができるからです。

六入を断てば賢明を得とは、長呼気により不要物の入ってくるのを断つことによって、人間の叡知が曇りなくはたらくからです。「賢とは身明なり」とは、生体の運営が明らかになる、もたつきがなくなるわけです。そして「道をいうなり」と結んでいます。そういうものは、正しい呼吸によって得られるのですというところでしょう。

無為道の考察

「問う。何等をか無為道を思惟すると為すや。報う。思は校計《かんがえ》ること、惟は聴くこと、無は万物を念わざるを謂い、為は説の如く行なう。道は得と為す。故に無為の道を思惟すると言うなり。思は念うこと、惟は黒白を分別すること。黒は生死、白は道なり」

はじめに、無為道を思惟するとはどういうことかと問題を提起して、その答えとしていろいろな方面から説明している。先ず文字の解釈から始まる。無とは万物を思わないこと、つまり心にものを持ちこまないこと、為とは説の如く行なうこととあり、変った言い方です。思は考える、惟は聴くことだという。そこで無為を思惟するとは一切のことを考えずに、専ら教えの如くに聴きそして考えるということになる。

さらに文字の説明に入り、再び思は念うこと、惟は黒白を分別すること、黒は生死、白は道というから、無為を思惟するとは何も考えずに説の如くに考え、黒白を分別することだ、そして黒とは生死であり、白は道だということになります。これは釈尊の呼吸の大きな特徴だと思います。つまり呼吸をする場合、一切のことを考えずに釈尊の教えの通りにすれば、何が迷いであり、何が正しい道かがわかるといっているのです。

これは二千数百年前に釈尊が弟子に説いたお言葉と思いますが、それがそのまま現代の私たちにとってもまことに良い教えです。そこに少しも時代のずれを感じません。特に現代のように情報網が張りめぐらされ、毎日いやというほど種々の情報が眼から耳から入ってきます。これを丹念に、大脳へその刺戟を送りこんだらどういうことになりましょう。大脳はその煩わしさに頭を抱えてしまうでしょう。

しかしありがたいことには、そうした多くの情報は適当に選り分けて大脳に送っています。その選り分けが実は問題です。体や心が必要とするものと、そうでないものとを、はっきり選別してくれれば何の問題も起りません。ところがです。随分誤ちを犯します。それは選択能力の問題です。甚だしい時は必要なものを遮断し、不必要なものばかり送りこむことさえあります。

たとえばノイローゼ、あるいはうつ病の場合、ふだん気にならない人の話し声が気にかかったり、車や隣のピアノの音が邪魔になります。こうしたことは健康な場合は案外気になりません。それは程よく取捨選択が行なわれている証拠です。

釈尊が黒白を分別するといっているのは、まさにこの選択性が大変良好であることをいっています。心身ともに健康である場合は、選り分け作業に大きなミスがないのですが、呼吸が浅く弱い状態が続くと、そうした場合にとり返しのつかないミスを犯してしまうことになります。悲歎のドン底に落とされた人がみずからを死に追いこんでしまうなどもそれです。

ところが釈尊の呼吸で代表される正しい呼吸を続けて行くと生死《まよい》と道とをはっきり選択でき、

心身ともに健康な方向に進むことができるわけです。正しい呼吸の実践は遠洋航海をする船の羅針盤にも似て、人生行路を正しく邁進する指標ともなり、また原動力ともなります。

人生に正しい呼吸が如何に大事であるかをその弟子達に説いております。正しい呼吸の実践は病気がちの人を一転して健康生活を楽しむことができるようにする、すばらしい呼吸法です。

道は実践する所に現われる

「道は所有なし。已に所有なきを分別すれば便ち所為なし。故に無為道を思惟するという。若し所為、所著ありと考えるならば思惟にあらずと為す」

前文では正しい呼吸を実践するとしないでは生活の上に大きな差がつくことを述べました。ここでは道そのものがいかなるものかについて述べてあります。

すなわち道とは実践であるということです。実践を伴わぬ道はないのです。実践なき道ありとせば、それは空中の楼閣です。基礎工事のない建築物みたいなものです。釈尊の呼吸の理論を知悉していても、実行しなければまさに空中楼閣です。正しい呼吸を知ってその日から熱心に継続する人にはかないません。

道を正しい呼吸にしぼれば、道はそれを実行する人の前に現われるのです。実践がなければ消えてしまいます。一般常識的に用いている道路のように一定の形があるわけではなし、その点大いに異なるものがあります。正しい呼吸の道には舗装《ほそう》もなければ橋もない、唯物的にはまことに把握しがたいものです。それをつかむのは決して困難ではありません、実践という行為の場所にのみ現われるからです。道そのものには所有なく所為なしです。

思惟の惟は解意となすとあり、ものの意を解する、それは十二因縁の事を知るをいうとあります。十二因縁は釈尊のいわれる道を歩み行く上に一応は知っておきたい。それは無明が本で、愛着が起り、そのため誤った認識作用となり、それに官能がはたらき、老、病、死へと移行する。迷いの多い人生を正しい人生に変えて行くにはやはり正しい呼吸の助けを借りなければならないのです。正しい呼吸の実践は釈尊のいわれる道につながる。それは正しい呼吸が心身のいずれをも調えるはたらきを有し、その実践のところに道は展開されるのです。

神足

「生死を断てば神足を得。意に念う所あるを生となすと謂う。念う所なきを死となす。故に生死は当に断つべしというなり。神足を得ればよく飛行す。神足を得るに五意あり。一に喜、二は信、三は精進、四は定、五は通なり」

神足とは修練によって得られた特殊の境地です。世に神技という言葉があるが、あれは幾多の辛酸を経て、努力修練の結果発揮できる特技であり、人をして深い感動に入らせる。

生死とは煩悩のとりことなった世界で苦悩の綱でがんじがらめにされた生活、そうした迷いの生活を断ち切れば、そこに新たなる心の世界が現出する。この現実の世界を見る眼ががらりと変ってくる。自己を取り巻く環境そのものは変らないけれども、今までと異なったすぐれた眼が開くことによって、同じ現実の世界の受けとり方が変ってくるわけです。今までの不平不満の充ちた生活環境を、感謝の世界に変える大きな力が存在していることを、知るか否かが分かれ道です。正しい呼吸の実践により迷いの多い生活を脱し、道を知る、そして撓まぬ実践から神足が得られるというわけです。

「生死を断てば神足を得」とは、私どもの肉体がそのままであたかも鳥が空を飛ぶように飛ぶということではなく、正しい呼吸によって心身ともに敏捷性を獲得すると解したら無理がなかろう。体も自由自在に活動し得るし、頭の廻転も敏捷性を増すということは、正しい呼吸の実践によって得られることはあり得るのであって、飛躍した考えではない。

そうした神足を得るには五つの心がけが必要です。

喜・信・精進・定・通です。この道こそと定めた道に、変ることのない喜びを抱く、これが第一です。その道に揺らぐことなき信を抱く、これが第二。その道の実践にどこまでもつとめはげみ行く、これが第三です。その段階を経て、心身ともにどっしりと安定した境地が築かれる、これが第四。そこに自由自在な思考・発想と軽快な体の動きがもたらされるでしょう。これが第五です。

そうした神技ともいうべき技は、少し注意してみればかなり見つけることができます。たとえば洗練されたスケート・フィギュア、あるいは水も洩らさぬ野球の守り、その動と静との移り変りなど、数え上げれば際限ないでしょう。あるいは外国語の同時通訳の大脳の妙技もまたその一つです。

ここで特に取り上げたいのは、定は静かに坐り心を一境に止め、静なる中に安定した（揺ぎなき）心身の状態として受けとめるのが通常ですが、動中にも心を一境に止めることは可能です。そこから心身ともに自由自在な敏捷性が発現し得るわけです。これを通とみても大きな誤りはないのではなかろうか。白隠禅師も動中の工夫は静中の工夫にはるかに勝《まさ》ると申しています。

神足の獲得

「四神足念、力を尽さざれば五通を得、力を尽せば自在に六通に向う。道人四神足にて五通を得るとなす。意を尽せば六通を得べし。意を尽すとは万物を意に欲せざるなり」

四神足
- 欲如意足
- 念如意足
- 精進如意足
- 思惟如意足

第一、欲如意足とは自分の欲を意《おもい》のままに充たす力をいう（欲とは修道上の願望）。
第二、念如意足とは心をかけることが意のままにできる（道に心をかける）。
第三、精進如意足とは勤め励むことが意のままに果し遂げられる。
第四、思惟如意足とは思惟することが意のままにできる。

五通（又は六通）
- 天眼通
- 天耳通
- 宿命通
- 他心通
- 神足通
- 漏尽通

これによって見れば、四神足とは奇蹟的なものでないことがわかる。四神足のうち、念如意足に力を尽さなければ五通を得、力を尽せば六通に向うとあります。五通と六通の差は最後の漏尽通で、漏は煩悩の異名であるから最も重要なものです。他の五つは煩悩の尽きた人、つまり利己的な考えを離れた人格の所有者によってなされなければならない。漏尽通は心の修練でもって漏《けがれ》を尽す修練です。漏を尽すとは、そうしたものをすっかりなくしてしまうことです。それには五通から六通へ自然に移行できるような、心のきれいな人でなければなりません。

四つの神足のうち特に大事なのは、念如意足です。常に心にかけることが意のままになる。これはきわめて重要なことです。正しい呼吸を心にかけることは一見やさしいようですが、実は大変むつかしいことです。それはあたかも舟で上流へ向うごときもので、うっかりすると川しもへ流されてしまいます。正しい呼吸もこれと同様に、いつの間にか普通の呼吸になってしまいます。

漏尽通もこれとよく似ています。それは注意しないと煩悩という流れに押し流されてしまいます。漏《けがれ》をすっかりなくしてしまうとは、ものを欲しないことです。

かように念が完成する時、五通が六通へとおのずから進んでまいります。天眼から神足までの五神通はどのように受けとめたらよいであろうか、現代風にいえば超能力。肉眼ばかりか心の眼も開き、耳もそれと同様です。納得のいく表現をすれば、きわめて重要なものを見抜く力（天眼）を発揮できる、耳も同じく重要なものを聴き分ける力（天耳）が出ることです。

また過去の状景がありありと頭に浮かぶのが宿命通ではなかろうか。すぐれた時代ものの作家の筆に乗ると、たとえば戦国時代の様子があたかも現に眼の前で行なわれているかのごとく表現され、読者を魅了します。

あるいは、他人の心が手にとるごとくわかるのが他心通、そして神足は心および体の敏捷性、そして最後には煩悩の油をしぼりきった、そこから出てくるきわめて洗練された能力が漏尽通。このように考えくれば何処からそうした能力が湧き出てくるのか、源泉はいずこよりということになります。

医学的に見れば正しい呼吸が常時行なわれることにより、あらゆる組織臓器に、整備された血液が充分に廻り行くためにそれらの持てる機能があますところなく発現するのではなかろうか。特に六神通といった能力は、すばらしい脳循環により大脳の発揮できる最大限の能力が、よどみなく湧き出てくるのではなかろうか。

因みに脳細胞は他の如何なる組織、臓器の細胞よりも多くの酸素を必要とすることがわかっています。その要求に充分応じられる態勢が調うからにほかなりません。

釈尊の呼吸のごとき良い呼吸を絶ゆることなく続け行くならば、何人にもそれぞれのすばらしい能力が出てくるものと思います。

関心の価値

「一に信、二に精進、三に意（念）、四に定、五に黠《かつ》（慧）の五事を四神足となす。念、力となれば凡《すべ》て六事となる。信に従うを四神足の念に属するとなす。喜に従い、念に従い、精進に従い、定に従い、黠に従う。是を五根に属するとなす。喜、定に従うを信道と謂い、定力に従うを精進と謂い、定意に従うを意念定と謂い、定施に従うを行道と謂うなり」

前文の四神足のうち第二の念を重く見て、そのはたらきの強弱により、五通になるかまたは六通になります。ここではさらにその念の力がきわめて大なることを述べています。私どもはたとえば咲いた花を買ってきて眼を楽しませることはたやすいことですが、さて自分で育てるとなると水をやり肥料をやり太陽にあてる。そうした努力をしなければ良い花は咲かない。

正しい呼吸も同じです。それに念《おもい》をこめることです。すでにわが中にある正しい呼吸の芽を面倒見ながら育てて行かねばなりません。良い花が咲かねば、咲くように一段の工夫と努力を要します。それをしないで徒《いたず》らに他人の育てた花をうらやんでいてもはじまりません。自宅の花は自分で面倒を見ていくのです。

これから決行せんとする事に不安と疑いを持ち続けていてはそれに打ちこむことはできない。

最初は不安な気持も止むを得ないとしても、これならという信念が湧き出たならば、それに全力を傾ける。釈尊はまさにそうしたお方であったと思います。

良い花を咲かせるには、しっかりした根を育てることです。そうした信念は次に行動となって現われます。つまり第二の精進で、勤め励むことです。怠たればせっかくの根も腐ってしまうかも知れません。

第三は意、つまり念です。第四は定で、心を一境に止め散乱させぬこと。第五は黠、つまり智慧です。ものに確かな見きわめをつけ批判選択をする力をつけます。

この五事は五根に属するとなす。次の喜、定に従うを信道というのはわかりにくいが、「道を信ずる」とは心を一つにしたことから起る喜びであり、この信道に対して最後の施の行道について考えれば、信道から行道へ展開している。施は他に対するあたたかな心意の表われですから行動となって出ます。その中間には、力が一つになるとこれまた勤め励むといった行動となります。そして意《こころ》が一つになった意念定は行動への源泉となるわけです。このように、この場合の定は心を一境に集中すると解した方が理解しやすいと思う。

このあたりは山辺先生と宇井先生との読み下し文が異なっていて、山辺先生はまことに難解な文章だと申しておられます。宇井先生のは安世高の訳経史研究という著書の中にある仏説大安般守意経を読み下し文にしたもので、全文にわたり意訳はされていない。山辺、宇井両先生の読み下し文はむつかしく、いずれも頭の中でこの難解な文章を消化して行くのは、私にはきわめて重荷です。私の消化力は不充分であり、誤りの点を御教え頂ければ幸いです。

善の力

「種のための故に根あり。有為のこと皆な悪となす。便ち想を生ずれば勝を得ること能わず。謂く、禅を得るに是の因を力となす。亦謂く、悪は善意に勝つ能わず。滅して復起《また》るが故に力となす。力定とは、悪意来らんと欲するも壊《やぶ》ること能わず。善意の故に力定となす」

前文では、神足は行動や言葉となって現われるが、その神足を発揮する根があるのだ、その根というのは信、精進、意（念）、定、黠の五根だという。その前文を受けて、そうした種のために根がある。根は草木の根本を指す、とあります。

全国高校野球のテレビ中継を見ていて思うのは、得点もさることながら、一際《ひときわ》観客の心を魅了するものはファインプレーです。打者の打った球、とてもとれそうにないと思ったボールを見事しとめたときは、思わず歓声があがる。そのファインプレーの裏には、血のにじみ出るような練習が積み重ねられている。こうした見事な花を咲かせるためには、見えない大地の中に根が張りめぐらされています。

次に「有為《うい》のこと皆な悪となす。便ち想を生ずれば勝を得る能わず」とあります。有為は無為に対する言葉で迷いの意味です。正しい動きに対しては不自然な動きが有為です。私どもの日常生活においても、正しい姿勢、正しい呼吸が希ましいのですが、姿勢のくずれ、好ましくない呼吸が私どもの体の中へ入ってきます。「有為のこと皆な悪とす」はむつかしいが、不自然なものはみな不完全だというところでしょう（ここでいう悪は道徳的なものではない）。

「想を生ずれば勝を得る能わず」は有為の想、つまり不自然な想《おもい》というものには勝《すぐ》れたものはないという意味です。その反対は「無為は皆な善」ということになろうか。現代的に表現すれば、完全なものはすぐれているということになります。

そこで「禅を得るに是の因を力となす」とは、そうしたものを踏《ふ》まえて坐禅をすれば、すぐれたものが現われる、ということでしょう。具体的にいえば正しい姿勢、正しい呼吸という根がしっかり張りめぐらされていれば、そこからすばらしい花が咲くのは当然でしょう。ところが姿勢はいつの間にか崩れ、呼吸も知らぬ間に好ましくない呼吸になってしまいます。不完全なものは結局、完全なものには及ばない（悪は善意に勝つ能わず）。

正しい呼吸は好ましくない呼吸に移行しがちであるが、これではいけないと自己に鞭打ち、姿勢を正し、呼吸も正しくすれば、そこから不完全なものを駆逐する力が湧いて来よう（滅して復起るが故に力となす）。力定とは悪意来らんとするも壊る能わざる善意なるが故に力定となす。これはおのずからその意味がわかって来ます。

分別

「道人、道を行ないて未だ観を得ず。当に校計《かんがえ》て観を得べし。観ずる所ありて、意復《また》転ぜざれば観を得るとなす。悪を止むるの一法は坐禅して二法を観ずるにあり。有る時は身を観じ、有る時には意を観ず。有る時には有を観じ、有る時には無を観ず。所因縁あれば当に分別して観ずべきなり」

私ども人間は、おおむね集団生活をしています。そうした生活の中では対人関係が好ましく、あるいは好ましくない状態などあり、好ましくない時には不快な感じを持つ、あるいは怒り、妬み、不安、心配、恐怖など、他との接触において種々なる想や情動が生じます。そうしたものが、体や心に対していろいろな影響を及ぼします。それに加えて多くの情報が入り来て、いよいよ混乱を起します。

そうした生活の中で何がほんとうの生き方か、どういう生き方をしたらよいかと考えこむ方もいましょう。また煩わしい生活の中で心は迷い、あるいは体をこわしてしまう人もいます。または体調を乱す人もいましょう。そうした場合の呼吸はおそらく好ましい呼吸ではないと思われます。

人間は静止の状態では呼吸が浅く、時には呼吸をしばしば止めるといった生活をしている方が少なくはありません。浅い呼吸ばかりしていると体調が崩れてきます。その場合不快な感情と、それに伴って起る悪い呼吸のダブルパンチを受けます。煩わしいことの多い生活をどのように処理したらよいのか、できることなら対人関係もつとめて好ましい方向へ持って行きたいと考えている方はかなり多いと思います。そうした場合、静かなところで坐り、正しい呼吸を覚えると、人生が変って来ます。

一般に呼吸に深い関心を持っている人は、それほど多くないようです。それはどうやら日常の呼吸で間に合せているからです。つまり無意識のうちにしている呼吸です。これは生れると同時に始まり、ずっと休みなく続けてきた呼吸です。そうした呼吸を分析してみると、中には好ましい呼吸もあり、そうでない呼吸もあり、それらが入り交っています。そうした場合、正しい呼吸をしっかり身につけて、これを常に実行すると、生活が大いに変ってきます。釈尊の実行された正しい呼吸をしっかり学ぶのがよろしいと思います。

正しい呼吸を続けて行くと、ものの見方も変って行きます。また自己を静かな眼で観察できるようにもなります。正しく坐り正しい呼吸をしようという気持が起ることは大事なことです。それを続けて行くうちに観察の眼も次第に深くなって行くわけですが、それが必ずしも上手に行くとは限りません。そうした場合、その呼吸の方法をさらに研究し正しいものをしっかりつかむことが大事です。

はじめは心が動揺していたのが次第に安定してきます。そこで自分の体および心に眼を向けます。と申しても自分の心を自分の眼で見ることはできませんから、自己観察を行なうわけです。体に故障があれば、その故障がどのようにして起ったものか、無理はなかったか等を調べて行きます。また心の面では不安、心配などの原因を検討します。それらは正しい呼吸で次第に改善されて行きます。

止悪の法

「止悪の一法は二法を観ずるなり。悪已《すで》に尽くるを止となす。観とは道を観ずるとなす。悪未だ尽きざるは道を見ざるなり。悪已に尽くれば道を見得。止悪の一法は悪を知るとなす。一切よく制して意に著せざるを止となす。亦《また》息相随止を得るを止悪の一法となす。悪已に止めば便ち観を得。故に二法を観ずるとなす」

私ども人間は生きている限り、常に健康であることを希まない人はない。それにもかかわらず、体の故障や心の悩みは何かしらあるものです。ここでいう悪とは道徳的な意味で用いる悪ではなく、心や体をいためつけるものとでも解したらよいでしょう。そうしたものをなくすにはどうしたらよいか。

そうした場合に病気には薬というわけでつい薬に頼ろうとします。時には薬も必要ですが、釈尊の治病にも耳を傾けるべきです。それは一口で言えば、自分の病気は自分で治すということです。またそうした治病能力を人間は持っています。その治病能力をどのようにして引き出すかです。

釈尊は好んで呼吸法を用いました。いうなれば呼吸療法とでも申せましょう。そこで体の故障・心の悩みをどう解消して行くかについて述べてあります。それには二つの方法がある。その一法は悪を知ることだという。心身をいためつける原因は一体何処から来ているか、原因は何であるか、先ずその本を知ることだといいます。反省してみると何か思いあたります。過労・睡眠不足・無理、心の悩みについても原因が判明するものもあり、時には不明のものもあります。そして突きとめられたものは二度とそれを繰り返さぬような強い意志を持って臨むべきです。

第一法の続きとして、それが判明したらそこで頭の中にあるものをほうり出してしまえというわけです（一切よく制して著せず）。人間の心はいわばセメダインに似て、いろいろなものが附着します。時には粘着力が強くて難渋《なんじゅう》します。怒り・恨み・妬み・苦しみ・悲しみ・不安・焦燥・恐怖等々。そうしたものを附けておいては心は悩むばかりです。

ところが釈尊は、この強い附着力をなくしてしまう方法を教えています。それは長呼気です。時には力強い短い呼気も使います。一回の呼気何秒ということは書いてありませんが、大体五秒から十五秒程度でよいからそれを積み重ねて行きます。吸う息は全部力を抜きます。熱心に行なえばそれだけ附着度を減殺して行きます。一切の悪が心から抜け出して行ったならば、それが止であるというわけです。

中には強力な附着性を持つこともあります。容易に脱落して行かないものもあります。それは悪の附着力とあなたの努力との戦いです。初めから息を長く出すことができない人のために、「(数) 息・相随・止を得るを止悪の一法となす」、つまり数息・相随・止をするように教えています。数息も相随も止も、少し上達すると、みな長呼気になります。このように長呼気には心をいためつけている悪玉を追い出す力があります。

長呼気を経験した人には釈尊のお言葉がよくわかります。未だ経験しない人は、直ちに、実行してみて下さい。その効果著しいものがあります。数息はすでに数をかぞえながら呼吸する、次第に長くして行くのです。これも止悪の第一法に入ります。そして再発防止法として、止悪第二法を教えています。

諸々《もろもろ》の悪玉を呼気とともに力強く吐き出してしまえ、その悪玉が一掃されたら、便ちそこで観を得と言っています。悪玉を追放してさっぱりした所でさらに長呼気をしていると、種々なものを冷静な眼《まなこ》で観察できます。二度とふたたびそうした悪玉に心が占領されない態勢が調うのです。気力が湧きます。怖れを感じなくなります。悪玉はみな玄関払いです。

浅草の観音さまの本堂に施無畏《せむい》という額が掲げてあります。畏《おそれ》なきを施すということ。観音さまのみでなく、私ども人間は一人の例外もなく、みずから自分に向い畏なきを施します。そうした能力を持っているわけです。ただそれは誰にも一様に現われるのではなく、長呼気と力強く息を出すこの二つを熱心にやる人々に強く現われます。

このように釈尊は、体と心の病気を治すだけでなく、再発防止の法まで教えられています。「悪已に止めば便ち観を得、故に二法を観ずるとなす」とあります。

このように釈尊の教えを守り、正しい呼吸を積み重ねて行けば金剛不壊の心身、つまり心身ともにすばらしい健全な状態となりましょう。

釈尊はまさに大医王と呼ばれるにふさわしいお方でありました。

第七章　正しい呼吸から真の智慧

浄の道

「四諦を得れば、浄を行ずるとなす。当に浄を作《な》さんには、苦を識り、集《じゅう》を棄て、尽を知りて道を行なう。日の出づる時の如し。浄に転じて十二門を出づる故に、経に道より従うて脱を得るというなり。冥を去りて明を見ること日の出づる時の如し」

およそ人間と生れて楽しみもあるが、苦を経験したことのない人は皆無といっても過言ではありますまい。苦の海に溺れて這《はい》出せぬ人、あるいは苦を切り開いて心身ともに充実した人もいましょう。

釈尊は、釈迦族という小国ではあるが、一国の王位継承者の重責にあって城を出られた。それは前にも述べたごとく、人類のもつ苦悩、生・老・病・死をどのように受けとむべきかについて悩まれた結果でした。これは一人釈尊個人の問題ではなく、人類全体の問題です。出城には重大な決断力を要されたと思います。

さて釈尊の六年間の苦行生活は、まことに苦の連続であったと思います。苦行生活を打ちきった釈尊は、心も体も一転します。そしてあらたな気持で自然界の変化相に眼を向けることになります。そこから出発した釈尊の呼吸アナパーナ・サチは、心を呼吸に向けます。そしておのが出る息入る息の生滅を知り、その変化相から四聖諦《ししょうたい》なる苦の受けとめ方が、釈尊の脳裡に閃《ひらめ》いたのでした。

前文では人間の心、および体を苦しめる種々なるものを悪ときめつけ、その処理法として数息・相随・止・観の活用を説き来ったけれども、ここでは四聖諦と浄（釈尊の呼吸の六段階の第六）とのことを説いています。四聖諦についてはあまりにも広く理解されていますので説明するまでもありませんが、文章の中に苦集尽道のことが出ていますので、一応それに従って述べさせて頂きます。

「四諦を得れば浄を行ずる」とは、生・老・病・死苦の受けとめ方を理解したならば、さらに進んで最後の浄を行ずることを説いています。それは数息から還までの五段階をマスターしたならば、それによって人間を含めた大自然界の運行が理解されます。そして大自然界の清浄そのものに眼が向けられます。その分身たる人間も清浄たるべきであり、そのために浄が持ち出されます。

その浄の実践にあたり、苦を識り、集《じゅう》（煩悩）を棄て、尽（滅）を知り、道を行なわねばなりません。

そうすればあたかも日が出て冥《くらさ》が除かれるように、ものがはっきり見えることになる。同様に道を行ずることにより、苦の受けとめ方、そしてその対処の仕方などが、よくわかるようになるのだというわけです。

「浄に転じて十二門を出づる故に」（浄は数息から浄に至るアナパーナ・サチの最後の段階）とは、先ず呼吸を浄に転じて実践すれば、それによって因縁がわかってくるので、経には〝道から、つまり浄の実践により、苦しみより解脱せられるのだ〟とあります。

「譬えば見る所多きは諸の冥を棄つるが如し。冥を苦となす。何を以て苦しみたることを知るか。罣礙《さわり》多き故に苦しみを知る。集を棄つるとは何か、謂く、事を作さぬこと。證《さと》りを尽すとは何か、謂く、所有なし。道とは明らかに、苦を識り、集（習）を断ち、證りて道を念《おも》うことを識るをいうなり」

日の出とともにそれまで暗くて見えなかったものが次第に、はっきり見えてくる。それと同様なことが私たちの体にも起ります。頭の中の暗さのため今まで必要なものが見えず、無駄なことに心を労していたのが、一度《ひとたび》真の智慧の光がさしこむと、頭の中が明るくなり、ものの道理もわかり、無駄な考え（冥）も消えて行く。また智慧の光に照らされて冥が消えて行くごとく、苦悩も薄らいで行こう。

しかし自己の至らなさから他に迷惑をかけることもあり、愚かさがしばしば不幸の根源ともなりかねない。暴飲暴食のために体を壊すのも智慧の不足からです。先の先まで智慧の光がさせば、そうした愚行も未然に防げるでしょう。

種々の病気の中には不可抗力の場合もあろうが、智慧の光を活用すれば未然に防げる病気も少なくはありますまい。智慧の光のさすところ、病気もまた未然に処理され無形を制する。

苦悩の原因は、体または心の障りに由来するものが多い。苦しみの原因を煩悩なりとすれば、その煩悩を棄てるということは我欲を整理して、余計なことをしないことです。

次に證りを尽すとは何かという質問に対して、釈尊は所有なし、つまり持つ所がない、余計なものを持たないことですと申しておられます。

そこで道の説明が続きます。道とは、明らかに苦悩を断ち、煩悩が消え、證《さと》ることであり、道を思うことを識るべきだと申されております。道とは実践を伴うことですから正しい呼吸を実行して行くことです。

慧《え》能《よ》く痴《ち》を壊《やぶ》る

「識は苦より生ず。苦を得ざれば亦《また》識も有ることなし。是を苦となす。證《さと》りを尽すとは人尽《ことごと》く当《まさ》に老病死すべきを知るを謂う。證とは万物はみな当に滅すべきを知るなり。是を證りを尽すとなす。譬えば日が出て四事をなすが如し。一には冥を壊《やぶ》る。謂く慧は能く痴を壊る。二には明を見る。謂く痴は除かれて独り慧のみあり。三には色万物を見る。為に身にある諸《もろもろ》の悪露《かけめ》を見る。四には万物を成熟す。設《も》し日月なければ万物熟せず、人に慧なければ痴意も亦熟せざるなり」

人生は種々の苦しみや失敗を味わってみて、いろいろな知識を得る。そして同じ失敗を二度繰り返さないようになります。そして人生経験が深められて行きます。自分がある事で苦しめば、他人が同じような事で苦しんでいる時は、それに対して同情の念も湧くでしょう。求められれば良いアドバイスもできよう。苦は識のもとであり、種々の苦が多ければ、それに対する知識も豊富になります。苦しみのない所には人生はない。

昔の人の旅は多くの苦しみを味わったものらしい。さる人の歌に、

宿かさぬ人のつらさを情にて
　　朧月夜の花の下臥

幾日も重ね行く旅には、行き暮れて宿を願う。つれなく断《ことわ》られ、時あたかも桜の花の見頃、止

むなく桜花の下で一夜を過さんと決心すれば、月は朧の花ぐもりという思わぬ風情も味わえる。それというのも宿を断った人の無情が反って情となり、朧月夜の花の下臥せということになります。

そうした生き行く上に、人それぞれの苦しみは避けがたいものであり、さらに生れたからにはいつかは老い、時には病気もします。そして生あるものは必ず滅する大自然界の姿をも、冷静な心で受けとめられる。そうした境地が證りの道につながって行く。移り変り行く自然界、その中にすっぽり入っているこの人生の変化を率直に受けとめて行くところに、證りの境地が展開して行くのではあるまいか。そうした境地が展開するのは譬えてみれば、太陽が東の空に昇りはじめると今までの暗闇が消え、次第に明るくなり、それまで見えなかったものが明視できるようになるごとくです。人生をも含めた大自然界の移り変りの中に動かし難い大法則あるを見出す、つまり冥を去って明を見るわけです。肉眼では見えないけれども、大自然の真理が見えてくる。言うなれば心眼ともいうべきものか。

そうしたものが展けてくるに従い、生き行くための苦しみ、あるいは老・病・死についてのわずらいも、かつては苦として心に重くのしかかっていた重圧もとれてくるわけです。「慧能く痴を壊る」とはそのように解して行きたいものです。

「痴除かれ独り慧あるのみ」も同様。それはあらゆる事象および自己の至らなかった点も見えてくることによる。そして太陽はその熱と光によってあらゆる生物を成熟させる。これがもしその恩恵が無ければ成熟できない。同様に私たち人間も、眼あれど見えなかった愚かさが慧によって消えて行く。痴は所詮慧の欠乏であるから、熟すれば慧となるわけです。つまり慧がなければついに痴を熟させるわけにはいかない。

正しい呼吸の実行

㈠

「上頭行、倶行とは直、声、身、心、と並に倶なる行なり」

正しい呼吸をはじめるに当り、最初に行なうべきこと（上頭行）とそれに伴う行《ぎょう》とがある。すなわち直とは姿勢を正しくすること、声とは呼吸、それに体と心のあり方と、それに伴う行とがあります。

㈡

「諦に従いて法を念ずるに、意は念《おも》う所に著く。是れ便ち生なり。是れ生死を求むるなり。生死を得て道を求む。道を得れば、内外、所に随いて意を起す。是を法を念ずるとなす」

最初に出てくる諦、これは四聖諦（苦・集・滅・道）です。私ども人間には苦悩のないものはないでしょう。その苦悩は、常識で考えているように外部から来るものではなく、みずからの煩悩であるとする（苦・集）、そして今までの誤った考えを捨て、心のこだわりを離れるような実行にいそしむことが必要で、それが道であるという。この四聖諦に従って「法《もの》」を考えるときに、意《こころ》が本になっています。

正しく生きるためには生に対する死とは何かということについても考える。つまり生と死を念頭においてものを考えるわけです。そうすることによって真に生きる道を求めることができましょう。

如何に生くべきかを考え、真の生き方がわかってくれば、その場その場に応じてしっかりした行動がとれるような意《こころ》が生ずる。

意、法中につく

「諦に従いて法を念ずるに、意、法中に著くとは四諦に従いて自ら意の生ずるを知る。是れ当得なり、是れ不生なり、是れ不得なり、是れ便ち却って意畏れて敢えて犯さず、行なう所、念う所、常に道にあり。是を意、法中に著くとなす」

四聖諦の真理に従い、法を念ずれば、意が法中に著くというのは、四聖諦に従って正しい心が生ずることがわかる。四聖諦（苦・集・滅・道）の説明としては、苦というものはみずからの迷いの生活から起る。自分の不注意や無理な欲望が苦の原因であるから、法にかなった行ないを実行して行けばよいわけです。そうした四聖諦の理に従って、法にかなった呼吸をし生活して行けば、心もおのずから正しくなって行くのがわかる。

これがつまり、意、法中につくということになりましょう。是れ当得なり、つまりまさに得べきものであり、そして是れ不生（不生不滅の意味）なりとは、天地自然の道理に従うときは自然に実現してくる。正しい法にかなった呼吸を実行すれば体も心も調ってくるので、心身ともに健康になるのは当然のことというわけです。「意、法中に著く」というのは、四聖諦に従って行なえばそれがそのまま法にかなっているということになります。

「意畏れて敢えて犯さず」とは、そうした法にかなった生活が身につけば、無理・無茶ともいうべき不自然な生活をしなくなるということです。正しい呼吸から四聖諦の理が明らかになれば、正しい呼吸そのものにさらに力が入って力強い実践力となると思います。それによって意は常にどっしりと法中に著くという。つまり正しい理《ことわり》は正しい呼吸から得られ、そこにおのずから正しい意志が生ずることが知られる。当に不生・不滅、自然に実現する。つまり正しい呼吸を絶えず実践するところ、おのずから道が生ずると解したい。

「意、法中に著く」とは、行なう所、念う所、常に道ありで、孔子の「心の欲する所に従いて則を越えず」と同様な境地ではないかと思います。

正法のはたらき

「是を名づけて法正と為す。法正とは道法なり。諦に従えば本、著意より起る。諦に従うは、謂く四諦。本、著意より起るとは謂く、生死に向う所の万事は、皆な本は意より起る。便《すなわ》ち著意なり。便ち五陰ありて、起る所の意、当に断つべし。本を断てば五陰便ち断つ」

以上述べたところを他の面から観察して、法のはたらきを説明しています。法正とは正法と同じ意味、そして法正とは道法なりと説明している。法に道がつくとこれは実践が伴います。修道です。

四聖諦の修道面には三十有余の項目がある由。四聖諦に従えば、人生の様々な出来事は、その本を探れば執着する欲望（著意）より起るという。生れては死ぬという有限の世界、つまり現実の世の中のすべては本が欲望によって起る。

ここにまた五陰《ごおん》という語が出てきます。五陰は五蘊《ごうん》と同じ意味、色・受・想・行・識です。私ども人間と環境についてみれば、色は環境で、想・行・識は人間側、受は人間が受ける。ものを見たり聞いたりすること（感覚受容器を用いて）によりそれが大脳に送られる。認識が起り、考えおよび行動となって現われる。そうした場合に生ずる煩わしい考えや行動が、悩みの種になるわけです。

五陰を断つとは、自己と環境の関係を遮断することですが、さて自己を取り巻く環境から脱出することは不可能です。脱出した先には、またそこの環境があります。それでは受け入れる眼や耳を外界から遮断する、これは可能ですが、生きて行く上にかなりの支障になります。

ここで五陰を断つという真意はそういうことではなく、外界と自己との関係において生ずる、いわゆる煩悩を発生させないことにあるでしょう。そうした場合に法にかなった呼吸が役立つわけです。外界と自己とを不自然な方法で遮断することなく、自己を調整して行くわけです。

このような釈尊の発想は従来、欧米には見られませんでした。そうした調整に釈尊は、みずから実践した呼吸法を積極的に活用したのです。

道を念じて離れず

「有る時は自ら断ちて念わず、意自ら起りて罪をなす。復《また》定の道にあらずして罪をなす。未だ尽さざるなり。意万物を念わざれば道法中に堕つるとなす。三十七品経を道法となす。故に意を法中に著くとは五陰を制して犯さず、常に道を念じて離れざるをいう」

ある時はみずから迷いを断ちながら弛みが出て、念わず迷い心が起って、それがまたこだわりとなる。これは正しい心が失われるからで、心が到るべき所へ到っていない（未だ尽さざるなり）。またいろいろなものに迷わされなければ（意万物を念わざれば）、念うこと為すことが法にかなっている（道法中に堕つ）。通常、いろいろなものを考えるとき、外物に迷わされるし、また心にものを考えなければ実生活とかけ離れた生活となる。欲を本にした生活は迷いの本（五陰は生死となす）。

そうした場合は三十七品経のごとく正しい道を行なえば、そのまま意が法にかなう。五陰を制御して法を犯さず、常に道を念じてそれから心が離れないのがよい、と申されています。

五陰とは古語で五蘊のこと。渡辺照宏先生に依れば、

一、色《しき》――肉体および外界のあらゆる物質的要素。

二、受――外界から受けとる印象や感覚など。

三、想――事物のすがたを心象としてまとめる知覚や表象など。

四、行《ぎょう》――前の二項以外のあらゆる心理作用、とくに意志などを含む。

五、識――個々の心理作用を綜合する純粋な精神活動。

この色・受・想・行・識の五つの集まりを制御して、常に道から離れないのを心が法中に著くという、とされています。

内外一致の道

「本とする所正しとは、在る所、外は物の本たり。福の所在たり。内は総て三十七品経たり。道を行なうに一時の端に非ざる故なり。行なう本と言うは三十七品経を行ずるなり。次第の如く随って行なうに、意邪に入らざるを正となす。故に名づけて本とする正しとなす」

四諦・八正道《はっしょうどう》をはじめ、正しい行である三十七品経を行ずることは、単に一時的あるいは一方的なものではない。

正しい行《ぎょう》（三十七品経）を行ずることは、意に邪《こころよこしま》なものが入って来ない。つまり意が清純となる。意が正しく清くなると、外部のものを受けとる、その受けとり方が今までと違ってくる。見るもの、聞くもの、食べるものなどすべてをしみじみ味わうことになる。

たとえば何を食べてもおいしいと感ずる人は、（行《ぎょう》によって）意も体も浄らかな人です。その反対に何を食べてもたいしておいしいとも感じない、それどころか名コックさんが作る食物のすべてがおいしくないと感ずる場合さえあります。それはしばしば経験されます。熱が高いとき、あるいは長わずらいのときなどによくあることです。これなども受けとる方、つまり内なるものが正しくないからです。

それは内なる意が邪《よこしま》なものに占拠されているときです。意《こころ》ここにあらざれば見れども見えず、喰《くら》えどもその味を知らざるなりということになります。これは意が邪に占拠されているときです。意（内なる）と物（外なる）とは別々なものではなく、深い関係があります。「外」は物の本であり、福が所在する所です。

物を正しく受けとるのには意《こころ》そのものを正しくすることが必要です。それは正しい行《ぎょう》を行《ぎょう》ずることによって得られるわけです。

中道という言葉で代表されるように、釈尊の教えは偏りのないものです。ここでは内と外を取り上げていますが、物心いずれにも偏らず、いずれも深い眼でとらえています。

「外」は物の存在する所であり、福の所在です。私どもに生活物資を提供してくれるのも外です。大地は多くの生物を育て、動物と植物とを共存させています。果しない大宇宙に散在している数知れぬ星の中には、地球のように生物を育てているものは今のところ発見されていないし、おそらく今後も発見されないのではなかろうか。また、人一人を連れ来り、その内と外とを比較したとき、その内なるものに対し外の何と膨大なることよ。また心と物とは、よく持ち出される言葉です。さてここではどのように取り扱われているであろうか。最初に「外」は物の本たりとて、物質存在をあげています。そしてあらゆる生物の生存のため、食物と場所を与えています。まさに福の所在です。

それに対し「内」なるものとして三十七品経を取り上げています。修道の要因が多く、道を行なうに一時一端に修道できるものではありません。邪路に踏みこまないように行きたいものです。

自然と我

「本とする所正し。各自ら行《ぎょう》を異にす。無為を以て本に対す。求めざるを以て正に対するとなす。無為を以て無為に対するとなす。不常を以て道に対するとなす。無有為、無有所、無有本、無有正、無所有を以て道に対するとなす」

前文では「外」なる事物をいかに受けとるかという意の修道について述べていますが、本文では「本とする所正し」、つまり人生の根本として大事なことは正である、邪に入らぬことであるということです。

修道も人それぞれに異なる（各自ら行を異にす）。そこで無為、つまり自然界の運び行きをもって本とするのに対し、求めざるをもって正に対するとなす。つまり無為を「本」にあてはめ、求めざるを「正」にあてはめています。

無為をばものの根本とすれば、不求という態度をとるべきだというわけです。求めないことを「内」とするわけです。ここに内外一致の道が開ける。

外なるものには自然界あり、大自然界には日、月、星辰あり、山河大地あり。内なるものを正しくすればそうした自然界の風物に対しても一段と深い眼を注ぐことができましょう。

私どもの住む自然界に眼を注げば、すべてのものが移り変って行く。変化には大小あり、遅速はあっても、移り変るということには変りはない。欲望のみを露骨に現わした生活は波風の立つ海のようなもの。しかしそれはあくまでも海の表面でのできごと。一転して眼を深海に向ければ、その深い所には立ち騒ぐ波とてなく、静寂そのものです。

静寂の海の深い所からは、徒《いたず》らに波立ち騒ぐ海の表面をば心に思い浮かべることもできます。我欲ひたすらの生活は、波立ち騒ぐ海の表面にも似ています。しかし一転すれば、静寂そのものの海の深さに似た心境にもなれるわけです。それには自然の正しい呼吸を常に求め実行して行くことです。

大自然の運び行きを無為と受けとるならば、希ましい人生の根本のあり方は、まさにこの無為にありましょう。無為を根本とすれば、我欲におし流されぬ（不求）生活こそ正しく、邪に入らぬ生活と申せましょう。と申しても実際の生活にどれほど実現可能かはわかりませんが、その方向に向って進んで行きたいものです。無為をもって「本」にあてはめ、不求をもって「正」にあてはめるとは、そうした意味と思います。

私どもの人生も自然の運び行きを心として行けば、無為の生活へと入って行くのではないでしょうか（無為を以て無為に対す）。無有為は無為と同じ意味であり、無有所は我欲を離れた立場、無有本、無有正、そうしたものは無所有とともに自我の念を洗い浄め、正しい生活を進めて行くのに大切なことと思います。

心という騎手、呼吸という馬

「人、安般守意《あんぱんしゅい》を行ないて、数息、相随、止を得て便ち歓喜す。此の四種は譬えば火を鑽《き》りて煙を見るも、能く物を熟せざるが如し。何等かの喜びの用を得るも、未だ出要を得ざるが故なり」

釈尊が熱心に実行された呼吸、安般守意《アナパーナ・サチ》を実行して行くと、

一、数息――はじめに数息を身につけ、数をかぞえる呼気がある程度長くなります。

二、相随――それを繰り返しているうちに、かぞえることをやめても、長い呼気がスムーズに出てまいります。数をかぞえることから解放された意《こころ》は、この長呼気に乗って、さらに呼吸の工夫をする、これが相随です。

この長呼気は生理学的にも心理学的にも、プラスの面がきわめて多い。生理学的には肋骨を引き下げ、同時に横隔膜の収縮を来す呼吸法が身についてくると、呼気で腹圧がかかる。これは腹腔内の諸臓器の静脈血を心臓にしぼり上げる役割を演ずる。しかも長呼気であるから、きわめて効率の良い炭酸ガスの排除法となっている。同時に頭蓋腔内の静脈血の心臓還流が促進されます。

それを補うかのごとく、動脈血の流入が促進され、結果的には脳循環を活発に、精神活動をも助ける。こうした長呼気が心の散乱、動揺を鎮めます。

相随では数の力を借りず、長呼気の独り歩きができる。その長呼気に心が乗り行く楽しさを発見します。長呼気というベルトコンベアに心が乗って行く。時には心と長呼気が主客の位置をかえ、心で長呼気の工夫、コントロールができる。

さらに進めば心が息か、息が心か、心息一体の境地へ。これは心と息とが相より相随う境地から一歩抜け出た境地です。

三、止——はじめの数息では心が呼吸の面倒を見ます。つまり無意識呼吸から有意識呼吸へ変ります。ここから心と呼吸の付き合いが始まります。はじめは息が心のいうことをききません。中には従順な息もあり、その方が進歩が早いようです。呼吸あるいは息の調教という発想も面白いではありませんか。調教師は心です。調教師のいうことを全く聞かない荒駒もいます。しかし手におえぬ荒駒も、熱意をもって調教するとすばらしい名馬になります。調教師も慣れないうちはエキスパートに代行して貰う手もあります。でも自分の馬ですから、早く手なずけて下さい。心と呼吸の付き合いは次第に深まって行きます。

相随ともなれば両者はもはや離れられない間柄となります。そして互いに励まし合いもします。そして人馬一体の境地に進むと、騎手の軽い一鞭によってでも、騎手の思い通りのスピードも出してくれます。

さらに止の境地になると、もはや鞭さえもいらないほどの名馬となります。それは自由自在な呼吸が可能となることです。そしてこれまで呼吸の調教にのみ専念していた騎手なる心は、この名馬に跨って今度は息ならぬこころの調教に乗り出します。

雑念妄想の虜になっていた心が、この名馬のお蔭で心の整理を始めます。息なる名馬が惜しみなく長呼気をしてくれますので、心の中の不要なものを体外へドンドンほうり出してくれます。その結果、一事一物に強力な集中力を傾けることができます。これも全く調教した名馬のお蔭です。心を一境に停める止の境地がもたらされるのです。

そこで本文に戻ります。人、安般守意を行ないて、数息・相随・止を得て便ち歓喜す。この止まで漕ぎつけると、心は歓喜の状態に入ります。この辺で心ある心ならば、わが名馬に感謝の気持が起るでしょう。この境地は山登りにたとえるならば、富士山の五合目ほどでしょうか。視界が開けます。下界では見られなかった景色です。もうそこで気分がよいので、あぐらをかいてしまいます。それから上へ登ろうとしません。

こうしたところにストップしている状態を、釈尊は別のお言葉でたしなめられています。すなわち「此の四種は譬えば火を鑽《き》りて煙を見るも、能く物を熟せざるが如し」と言っています。火を鑽りてという説明をしますと、釈尊の在世当時はマッチやライターがなかったので、発火法はかなり原始的な方法であったわけです。木かまたは竹の小片に、錐もみします。その摩擦熱で発火させるのです。すると煙は出るが、まだそれくらいでは、御飯などは炊き上げるところまで行きません。こうした比喩を用いています。そしてこの四種は、といって数息・相随・止に歓喜を加えています。

そこからさらに観・還・浄と展開するのですから、さらに名馬の出馬を仰がねばなりません。ここまで登れば鞭も要りません。鞍上のリモコンで名馬はきっと良い呼吸に入ってくれます。展開された自然界に向い、鋭い視線を向けることができます。

釈尊はかくして、当時のインドでその視野に入るあらゆるものに対して深い観察の眼を投げかけて行かれたことが推察されます。

そして変化・変遷し行く事物を時間・空間にわたり透徹した眼《まなこ》で見据え、かつ見透されたのでしょう。そして変化・変遷相を踏まえて、動かざる法理・法則といったものが釈尊の脳裡で組み立てられて行ったのではなかろうか。ひろく自然界というからには、その中には人間も含まれています。

そこで人間の体に、心に、鋭い眼を投げかけられたことが推察されます。

私どもは自己を観察する場合、えてして甘い観方をします。しかし釈尊は心の領域に対しても容赦なく非なるものを抉《えぐ》り出されたのでした。上は人類にしか見られない高度の精神作用から、下は他の動物にも見られぬ残虐性まで、俎上に乗せて見据えられたのでした。この地球上から葬り去りたいものは殺生《せっしょう》・偸盗《ちゅうとう》・邪婬・妄語《もうご》・綺語《きご》・貪・瞋・痴、その他。

その反対に慈悲・布施・忍辱《にんにく》・精進・定・慧・八正道等はこの地球上にあふれしめたいもので

す。自然界を見れば動物・植物の共存関係、その他あらゆる自然現象に深い観察の眼を向けられたことでしょう。そのような重要な問題を含む四の観、五の還、そして最後に清らかなる心への六の浄と展開している。

それでは釈尊の心と呼吸アナパーナ・サチとの出会いはどのようであったでしょうか。先刻の騎手と馬にたとえるならば、苦行時代は馬は心なき騎手によって散々にいためつけられたのです。それも激しい断息によって。残酷きわまる騎手にあっても馬はよくその苦痛に耐え抜いたものです。それが一転して、アナパーナ・サチの呼吸が釈尊の脳裡に閃めいた瞬間から、騎手は一変します。

きわめて強力なるアナパーナ・サチという調教を、しかも九十日にわたって実行されました。調教師もすぐれていたが、馬もすぐれていたわけです。たちまち名馬の本領を発揮し、人馬一体となり、すばらしい呼吸法が完成したのでした。馬は終生忠実に、その全機能を惜しみなく発揮されたと思います。

名馬を仕上げて調教から手のすいた騎手、すなわち釈尊の心は、この名馬のすぐれた能力を余すところなく発揮させ、さらにそのことが釈尊の心をこれまた思う存分に活躍させたのでありました。アナパーナ・サチなる呼吸と釈尊の精神活動の結びつきには、ただただ眼を見張るばかりです。

安般守意への障害

「安般守意に十八の悩あり、人をして道に随わざらしむ。
一、貪欲《とんよく》。二、瞋恚《しんに》。三、痴・愚痴。四、戯楽《けらく》。五、慢。六、疑」

安般守意というすばらしい呼吸法に入ることを妨げるものが、十八もある。そのためせっかくの呼吸法を修めない人が多いが、惜しむべきことです。

第一、貪欲――欲にも種々あり、食欲・性欲・財欲・名誉欲。こうした欲が案外正しい呼吸の実行の妨げになっています。しかし面白いことには釈尊の呼吸アナパーナ・サチを強力に用うれば、これらの諸欲を処理転換することが可能です。

第二、瞋恚（怒り）――思うようにならない、むかむかと腹がたつ、いらいらする、激怒するなど、こうした怒りの情動は私どもの日常生活の中でしばしば起ります。これらも種々の欲望と同様に、正しい呼吸を実行するのに妨げとなります。

しかし一度こうした方々が正しい呼吸に踏みきり、これを熱心に積み重ねて行けば、怒りを消し去ることができます。それによって生活態度が改善されると、人生は大きく変ります。怒りの消去が正しい呼吸で可能であることがわかれば、その方は積極的にこれを用いることになりましょう。

怒りによって得るものと失うものといずれが多いでしょう。その答えはすぐ出てきます。怒りが生理学的、心理学的にいかに大きな損失をもたらすかは、別の項で申し上げたいと思います。

第三、痴・愚痴――すでに済んで取り返しのつかないことをいつまでも忘れられぬ人、取り越し苦労の多い人も実行に踏みきれない。

第四、戯楽――官能的な快楽の抑制できぬ人、その他、大食漢、過眠なども妨げとなる。

第五、慢――たかぶり、おごり、増上慢、人を見くだす、こうしたものも正しい呼吸の実行を妨げている。

第六、疑――疑い心の強い人、正しい呼吸に何の根拠もなく反対する人も救いがたい。

「七、行相を受けず。八、他人相を受く。九、不念。十、他念。十一、満念ならず。十二、過精進」

正しい呼吸アナパーナ・サチは、まことにすばらしい呼吸法ですが、一般には常時これを生活の中へ取り入れることはむつかしい。前文に続き、この呼吸を実践して行く上で妨げとなるものをさらに取り上げている。

第七の行相を受けずとは、正しい呼吸を実行する場合の種々な事項に無関心であることであり、

第八の他人相を受くとは、数息が充分できないのに、相随に取りかかるといった先ばしりをさしています。**第九**の不念は、注意散慢であり、**第十**の他念も第八と同様、入息時に出息を念い、出息時に入息を考えるといったこと。**第十一**の満念ならずは、一禅を得ないのに二禅を念ずるといった段階を踏まない実習。**第十二**の過精進とは、時に冷静さを失い、狂的な行動に走るといったこと。

そうしたものは皆、正しい呼吸の妨げとなるわけです。

「十三、及ばざる精進。十四、驚怖。十五、強制意。十六、憂。十七、怱怱《そうそう》。十八、不度意の行愛」

第十三は正しい呼吸への関心、熱意の不足。それに対し、毎日続けて実行している人は意志力の強い人といえます。**第十四**は驚怖で、心に何らかの怖れを抱く時は横隔膜が弛緩し、正しい呼吸ができないものです。**第十五**は強制意で、たとえば不安・心配など心にかかるものがあり、そのために正しい呼吸をしようという気持になれない。つまり心にかかる何ものかのために正しい呼吸へ向う心を強く制している。**第十六**は憂で、これも何らかの不安あるいは心配に由来する心の状態。こうした憂が心を占拠していると、正しい呼吸をしようとする意欲が湧いてこない。ノイローゼやうつ病も進行するとこの状態に陥る。

こうした場合は呼吸そのものに関心を示さない。正しい呼吸の重要さを説明しても、馬の耳に念仏です。多く声を吹きこんでも、反応がありません。かかる場合は公園や緑の多い郊外へ連れ出して、一緒に歩いてあげることです。歩くこと自体が丹田呼吸ですから、横隔膜のはたらきがよくなり、エンジンがかかってくると、心身の歯車の廻転が健康面へと変ってきます。

第十七の怱々とは、心に落ちつきがないこと、そわそわして心にまとまりがない。こうした人達には、みずおちを落として、上半身を前に倒しつつ、出る息を次第に長くさせます。やはり一緒にしてあげるとよい。そのうちに正しい呼吸の良さがわかってきます。

第十八は不度意の行愛ということで、難解な言葉です。度せない意《こころ》の欲望、つまり迷い多き生活にはまりこんでいて、正しい呼吸に全く無関心で救いようがない。こうした方々にも熱意をもってあたれば、いつかは正しい呼吸に眼を開くときがまいります。

意を息とし無為を気とす

「何等を喘となし、何等を息となし、何等を気となし、何等を力となし、何等を風となすか。制すれば意を息となし、命を守るとなし、無為を気となし、視聴を風となし、能く言語《かた》り、道に従って屈伸するを力となす。能く重を挙ぐるを瞋恚となすなり」

はじめの問いは喘とは何か、息とは何か、気とは何か、力とは何か、風とは何かです。「風」、「気」、「息」、「喘」の説明をしますと、「声あるを風」、「声なきを気」、「出入を息」、「気が出入して尽きないのを喘」といいます。

ここでは解釈も異なり、その上突如として力とは何かという言葉まで挿入されています。そして喘の対語が欠けています。まことに意表をつくような文章が飛び出してきます。字の誤記などもあろうかと思いますが、一応その言おうとしているところを辿ってみましょう。

吸ったり吐いたりの繰り返しである息の中から、いろんなものが飛び出してくるものです。「制すれば意を息となし、命を守るとなす」について考えてみましょう。呼吸といえば、一日のうちの大半が無意識呼吸に明け暮れている。こうした呼吸も大脳からの指令で、意識的な呼吸に切り替えができます。つまり意志力を用いて呼吸を制御できるのです。たとえば息を長く出す、あるいは力強く出す。または発声の伴った呼吸、時には綿々として続き、どこが呼気と吸気の変り目かわからない息など、呼吸のパターンには数々の変化が見られます。

呼吸を制御すれば六十兆といわれる体細胞のバイタリティを高めることは、それほどむつかしいことではない。全細胞の生命力を高めることはそのまま強健な体となって現われます。つまり呼吸の制御により生命力を左右することが可能です。呼吸はおろそかにすべきでないことがわかります。

次に「気」です。気とは声なき呼吸のことですが、本文では無為を「気」となすとあります。

無為とは種々な解釈がありましょうが、一応、自然さながらの呼吸としましょう。無為の息についてはしばしば別の所に出てきます。私ども人間の健康的な生活では、手足の筋肉を充分使って体を動かします。これは横隔膜の連動を伴うので、丹田呼吸となっています。それゆえここでの「気」は、丹田呼吸をさしていると解したい。

次の「風」は、「声」のある呼吸が「視聴」に置き換えてある。一見解釈に困るが、発声を伴って「風」なる呼吸が美声となって流れ出てくるとします。思わず耳を傾けてその美声の主の顔をのぞくと、こちらの想像と結びつかないこともない。釈尊の在世当時は、その説かれた良いお言葉を詩偈《しげ》として、韻律をもって斉唱したとあります。そうしたときの呼吸は脳循環を活発にし、良い発想も湧き、語る言葉もすらすらと出てきます（能く言語《かた》り）。そしてわが行く道に従って体も自在に屈伸できます。これがまた活力となって現われます（道に従って……）。

そうした道に従っていれば手足の強い筋肉はできますが、われにふりかかってきた重圧があるとします。それを反発的に押し返すのは怒りです。と、こう受けとってみては如何でしょうか。怒りに向って怒りをぶつけて行くことは賢明な策とは申せません。他の怒りを巧みに消去するような、フレキシブルな言葉や行動が希ましいものです。そうした臨機応変さは、正しい呼吸の積み重ねられて行くうちにおのずと出てくるものです。

道を得るには

「要は、意を守るに従って道を得るなり。何の縁によりて意を守ることを得るかというに、数の転ずるに従い息を得、息転じて相随を得、止、観、還、浄亦爾《しか》り」

正しい呼吸を積み重ねて行けば、必要なときには充分な力を発揮することができる。けれどもそうした蓄力は怒りに対して怒りで対するような愚かな力は出さない。怒りに対するに怒りをもってすれば、怒りの焔はますます拡大するばかりです。賢明なる力の用い方こそ希ましいものです。

ところでそうした力はどこから湧いてくるのでしょうか。それに対し、「意を守るに従って道を得るなり」と申されています。意を守るとは、正しい呼吸を常に守って行くことです。正しい呼吸を実行することは、たとえば舟を上流に向って進めるに似ています。それは水の流れに打ちかって舟を前進させます。それには、それなりの努力が要ります。前述の「人は易きにつく」という言葉もあるように、私ども人間は放っておくと安易な方へ流されます。上流へ向って舟を進めるとき、漕ぐ手を休めれば、そこには停まらず、直ちに下流へ押し流されてしまいます。正しい呼吸も同じです。漕ぐ手を怠たれば安易な無意識呼吸へといつの間にか移行します。

そこで弟子の質問は、何の縁によって意を守ることを得るかということです。釈尊の呼吸の入門は数息です。数息は一見意味のない呼吸のように受けとる方が多いと思うが、正しい呼吸の入口として、まことに良い入口です。しかしそれにばかり引っかかっていてはその先の進歩が希めません。数の転ずるに従って息を得るは、数息の重要さを知って、これを熱心に続けて行く。すると、それが正しい呼吸につながっています。

数息をマスターすれば、相随へと移行します。それからさらに止・観・還・浄と展開して行くのです。

まだ見ぬ上流を探るのには、正しい呼吸への努力を忘れないことです。その継続は力となり、エネルギーとなって蓄えられて行くのです。それがまた道を得ることにつながっています。

道を行なうには止意を

「道を行なうに止意を得るを欲す。当に三事を知るべし。

一には先ず身の本は何《いず》れより来るかを観ず。但《ただ》五陰に従って有を行ず。五陰を断てば復《また》生ぜず。譬えば寄記すること須臾《しゅゆ》なるが如し。意に解せざれば九道を念じて以て自ら證せよ。

二には自ら当に心中に息の出入に随うを内観すべし。

三には出息入息の念滅する時、息出て少しく軽し。念滅する時、何等を無所有と知るとなさんや。意定りて便ち空を知る。空を知りて即ち無所有を知る。何を以ての故に、息報《こた》えざれば便ち死す。身を知るは但《ただ》気の為す所なり。気滅を空と為す。空を覚るは道に堕つるなり」

止意とは何度も出てくるように、心を一境に保つことです。言葉を変えれば、精神集中であり、精神統一です。

これは頭での理解ではなく、実行です。数息の実行です。私どもの調和道では波浪息です。これはみずおち下を軸として上体を前に倒しつつ、息を出します。私の考案した腹圧計を下腹部にセットして計ってみると、かなり腹圧がかかっていることがメーターに直ちに出てきます。入門は数息と波浪息の違いはありますが、いずれも腹圧のかかった長呼気への誘導息です。

さて本文を跡づけて行くと、止意を得るには三つの事を知る必要があるというわけです。一には、私たちの体は現在こうして生きているが、その本《もと》はどうなのだろうか、ということです。

それを知るには、五陰（つまり五蘊）に従って有を行ずることだという。五陰は色（肉体と外部環境）、受（知覚）、想（像）、行（心身の反応）、識（意）の五つの蘊（あつまり）です。つまり外部環境の変化を眼や耳その他の感覚受容器により受けとり（受）、それを大脳に送りこむ（想）、それが心身相互に対応する力（行）となり、それを認識（識）する。この五蘊によって私たちは生活している（有を行ず）のですから、色があっても受がなければ生ける屍同然、受があってもそれ以下に欠陥があれば、これまた正常の生活はいとなめない。この五蘊が揃わなければ生きて行けないわけです（五陰を断てば復生ぜず）。この五つのあつまりが揃わなければ、人生はまことに須臾、つまり僅かの間の寄託（やどがり）に過ぎない。

その意味がわからなければ九道（諦）を念じて、みずから證《さと》りなさいというわけです。九諦とは一、無常。二、苦。三、空。四、無我。五、有愛（生きていることに執着する）。六、無有愛（死にたくなる）。七、彼断方便（生き行く上の苦とその原因となる煩悩を断つには仏の教えを実行して行くこと）。八、有餘涅槃《うよねはん》（生きながらにして悟る）。九、無餘涅槃（肉体をなくした悟り）、というわけで、九道そのものがまた大変です。前半の無常、苦、空、無我の四つを心に受けとめ行くのは、それほど容易なことではありません。次の何とでもして生きて行きたい（有愛）、ところがどうしても突破できない難関にぶつかると死にたくなる（無有愛）。この二つは身近な問題です。自殺を思い停まり、何とかして苦難を突破して行きたいというとき、それには実際にどうしたらよいかを知り、それを力強く実践して行く（彼断方便）。この辺はかなり強力な意志力が必要で、それ自体が心を一境に停めることになります。そうした難関を突破して行くところに有餘・無餘の涅槃が展開するでしょう。

次に止意を得る第二法として次のように述べています。

二には、息の出入りを意でしっかりと跡づけること、つまり呼吸に全力投球することです。これは釈尊も専念された呼吸でした。

次の第三について考えてみましょう。

三の出息入息の念滅する時、息出て少しく軽しとは、心をこめて呼吸をしていたのを、ふと心を呼吸から放ったとき、無意識のうちに息が出ると、何ともいえぬ軽快さを味わうと解しては如何でしょう。

そうした呼吸から心を放ったとき、ふと頭に浮かんだことは無所有、つまり持つものなき心を知るとは何であろうかということでしょう。前にも述べたように、呼吸というものに意識を用いても用いなくても、自分の生命力は息の起と滅の繰り返しの上におかれているのだという実感が湧くとき、息に対するわが意がぴしりときまる。つまり呼吸そのものの起滅から空《くう》とはこれなる哉、と理解されます。

息を媒体として知った空は、大自然のあらゆる現象の中にそれを感ずることができます。そうしたことが実感できれば、今まで執着していた「もの」あるいは「こと」から心をさらさらと放つことができるのではないか。

それはどうしてかという問いがあれば、息というものは、出る息が終れば必ずそれにこたえて入る息が始まるではないか、そうしたこたえがなくなれば人間は死んでしまうのだ、と申します。今までわが体、わが心に執着していたが、呼吸のあり方を見据えれば、その上に乗っているわが生命に対してもおのずから無駄な執着心は消えても行こう。

次の気滅を空となす、とは気の起滅でしょう。気の起滅により空を覚る、そこからわが生命、人生に対する徒らなる執着が消え、からりとして、余りの人生を生き行く道が展けよう（道に堕つとは古い語で「道に入る」「道を知る」といった所であろうかと思います）。

道を行《ぎょう》ずるには

「故に、道を行ずるに三事あり。一には身を観ず、二には一心を念ず、三には出入の息を念ず」

道を行ずるとは、ほんとうの生活をすることであり、それには先ずわが体を見据えよ、若いうちはとかく酒で失敗、あるいは仕事の上で無理・無駄・無茶といったこともあろう。正しい呼吸を常に心がけて行けば、そうした失敗も反省し、わが体の使い方もわかってくる。体も使い方を誤らなければ健康で、そこから意外な力も現われる、ということでしょう。

第二に一心を念ずとあるのは、これぞ為すべきことなりと決めれば、心の動揺を来すことなくそれに集中することだという。

第三には出入の息を念ず。私どもは正しい呼吸の重要さを知りながら、うっかりするとそれを忘れてしまう。正しい呼吸の実行にはある程度の努力が必要です。正しい呼吸は前にも述べたが、川の上流に向って舟を漕ぐようなものです。水の流れを上廻る力で漕がねば目的に達することはできない。人生もそうした正しい呼吸への努力を惜しまないことだと思います。

「復《また》三事あり。一には身の痛痒《つうよう》を止む。二には口の声を止む。三には意念の行を止む。此の六事は疾く息を得るなり」

前文に続いて、ほんとうの生活をするための具体的な方法として、さらに次の三事を取り上げています。

第一に身の痛痒を止むとあるのは、自己と自己を取り巻く外部環境の関係です。時には快《こころよ》いものを見たり聞いたりし、時には不快感を起すものありで、いろいろな外界の刺戟に心をふり廻される。科学文明の進歩・発達により、テレビ・ラジオ・新聞・雑誌など情報が多過ぎます。換言すれば情報の坩堝《るつぼ》の中で生活している。こうした生活の中では、踏み行く道を見失い脱線するかも知れない。

そうした場合、外界の刺戟を巧みに遮断して行くことが必要で、それが正しい呼吸をはやく身につける（疾く息を得る）ための方法だというわけですが、実際にはどうかと見ると、原因と結果を逆にした方がよいのです。つまり長呼気――息を長く出すことを繰り返しているうちに、心も落ちつき、外界の刺戟に対する取捨選択もすぐれてきます。各種の刺戟の要・不要の選別が巧みになれば、徒らに心を労することもなくなるわけです。長呼気にはそうした利点のあることも知るようになります。

第二の口の声を止むとは、出る息・入る息のいずれも無声の呼吸をすることで、やはり長呼気が主体になるわけで、心を一境に停止するのに大いに役立つのです。

第三に意念の行を止むとは、心の種々な動きを止めることで、心の動きを意志力で押えようとしても困難です。やはり正しい呼吸を媒体とするのが早道であることがわかります。

釈尊の呼吸は、このように自己の内外に生ずる無駄なものを未然に防ぐ、いわゆる無形を制するはたらきのあることを知ります。

第七章　正しい呼吸から真の智慧……210

第八章　アナパーナ・サチの展開

念について

「要経に曰く。一念は謂く一心。近念とは謂く身を計《かんが》える。多念は謂く一心。不離念とは謂く身行を念ずることを離れざること。
是の四事は便ち疾く息を得るなり」

ここでは釈尊の「念」に対する一歩突っこんだ見方が述べてあります。森永製菓の初代の社長、森永太一郎氏が創業のころパニックに遭い、会社も再起不能の状態に陥り、そのために強度のノイローゼになられたことがありました。たまたま調和道道祖の波浪息の教えを受け、感銘し、これ以外に会社および自分を救う道はないと一念発起されました。倦まず撓まず波浪息を実行し、そのためノイローゼを撃退し、会社も見事に立ちなおり、現在の盛業の基礎を築かれたのでした。かく一念発起し、正しい呼吸により心身を調え、進むべき大方針に向って一意専念されたのでした（一念は謂く一心）。

これぞわが人生の道という大方針が定まっても、体が健康でなければ実行が困難です。体の健康に想いを及ぼすのは当然なことです。心ばかり先走っても、体がそれに伴わなければなりません（近念とは身を計えるを謂う）。

一つの事業にしても仕事にしても、大方針を決めて実行に移して行くうちに、種々の難関にも遭います。その都度種々の念も起るに違いない。時には行きづまって、二進も三進も行かないことも起きよう。そうした種々の念が起きようとも、初発心を毅然《きぜん》として貫いて行きたいものです。「多念は謂く一心」とはそうした意味ではなかろうか。

行《ぎょう》じて悔なき大方針が決まったならば、それを行動として現わすのは体です。その場合も、怠けてはいないだろうか、あるいは反対に意欲旺盛のために体に無理がかかってはいないだろうかと、体の運営についても常に配慮を怠たらない。そうしたことが身行に対して不離念と言ってよいでしょう。そうした過不足なき体の使い方、あるいは食事の調和なども考慮して行きます。これらのことは長呼気によって冷静な判断を下すことができるようになるのです。

坐禅の姿勢と息の乱れ

「亦身の過あり、意の過あり。身直にして数息を得ざれば是を意の過となす。身曲りて数息を得ざれば是を身の過となすなり。坐禅して自覚すれば定意を得、意喜べば乱意となす。不意を道意となす」

静かな所で坐禅をする場合に、気付かないで誤りをしていることがあります。体または心の誤りです。たとえば姿勢は正しいのに、数息をうまく行なうことができない、あるいは姿勢が悪いために数息が完全に行なわれないこともあります。自分では気が付かない誤りを教えて貰ったならば、積極的にそれを正して行く心構えが必要です。そして正しい呼吸、正しい姿勢を体得したならば、心が落ちつき精神状態が安定してまいります。

坐禅して、心身ともに落ちついた状態になると有頂天になって、かえって怠けてしまうことさえあります。そこで自分はすばらしい境地を味わったという喜びだけが残り、実際には実行が伴わないことがあります。それがさらに甚だしくなると増上慢となります。意喜べば乱意となすと、釈尊はきびしく戒められています。正しく坐り、心身の安定した状態が招来されても、有頂天にならず、坦々として正しい姿勢で正しい呼吸を続けて行けば、それが道の意というわけです。

「坐禅念息し已りて止便ち観なり。観止にして復《また》息を行ず。人道を行なうに当に是を以て常法となすなり」

坐禅して意を呼吸に集中して行くうちに、数息が上達すれば息を長く出すことができ、その長呼気が相随となり、さらに展開して意を呼吸から放っても、同様な長呼気がおのずと身についてきます。

そこから今度は意を一事、あるいは一物に集中でき、対象物への観察の眼を深めて行きます。このように「止」、「観」に意が展開して行くが、呼吸は依然として正しい呼吸を続けるわけです（観止にして復息を行ず）。かくして常に正しい呼吸が絶えず繰り返される、常のごとくにそれが行なわれることが希ましいわけです（人道を行なうに当に是を以て常法となす）。

前にも述べましたが、正しい呼吸の実行はあたかも上流に向って舟を進めるようなものですから、ある程度の努力は必要です。それがいつの間にか、努力として感じなくなればよいわけです。私どもは、常に禅定の楽に耽ることなく初心を貫けば、それが真智の開発につながることになります。

私どもの日常生活をふりかえって見ると、体の調子の悪い時は心にもそれが影響するし、また心に何か悩みがあると、体にそれが及び、併せて呼吸も悪い状態となります。心と体とは影の形に添うごとく不離一体のものです。この心身両面を健全に保って行くためには、常に正しい呼吸を心がけることです。

五種の信

「仏説に五信あり。一には仏あり、経ありと信ず。二には家を出で《い》頭髪を下し《おろ》道を求む。三には坐して道を行なう。四には息を得。五には定意の念ずる所は不念、（是を）空となす」

釈尊は信に五つありとて、次の五項目を挙げておられます。

第一は「仏あり、経ありと信ず」ですが、仏とは覚れる人であり、経はその覚者の言葉や行動などについて書きとめたものです。私どもの住む大自然界に対し、透徹した眼で観察し、大自然の変化相の道理およびその奥に不変の法則のあることを感得して行く、そうした境地に達した人が覚者といわれよう。

かくいう釈尊御自身が悟りを啓かれたお方でした。そのお言葉・行動は、釈尊在世当時の人々に多大の感銘を与え、その記録である経典は後世の人々にも深い共感を与えつつ現在にいたるまで延々と続いています。覚者の肉体生命は滅びても、その説くところは永遠不滅の光を投げかけています。そうした覚者の言行とその記録は後世の私たちにとっても絶大な信であります。

第二の信は、修道の求道《ぐどう》生活に専念される方への信です。

第三の「坐して道を行なう」は、そうした専門家はもちろんのこと、そうでない方々でも、静かに坐して、この大自然界の中において真に生き行く道を求め、道を実践して行く信です。

第四は、正しい姿勢で大自然に向うとき、その呼吸は正しい呼吸となっているわけです。それゆえ釈尊の実践された呼吸を私たちが熱心に実行して行くならば、それが原動力となって釈尊の到達された境地へと導いてくれるわけです。そうした正しい呼吸への信にも、大きなウェイトを置かれているわけです。

第五は、その正しい呼吸の積み重ねられて行くところ、今まで動揺していた心も安定し、大自然の限りない変化相の中から変ることのない真理を発見して行く、いわゆる空《くう》の把握が行なわれるわけです。

私たちの肉体生命なるものが、連綿として続く一呼一吸の生と滅の上に乗っているこの事実を感得するとき、すでに肉体生命の本質を把握できるわけです。徒らにそれに執着して思いわずらうことから心を放ち行くことができるわけです。そうした生と滅とを滅し去ったところ、動揺していた意も定まり、空《くう》的な肉体生命の把握も、すでに動かざるものとなるでしょう。

こうした五つの信について、釈尊は弟子たちに説かれたものと思います。

空と念息

「不念を空となさば、何故に息を念ずるというや。報《こた》えて曰く、息の中には色、貪婬、瞋恚、愚痴、愛欲の五つなし。これ亦空となすなり。身中の意を守るべしとは、謂く意が身観にあれば、これを身中の意となす。人能く意を制すること能わざる故に息を数えしむ。黠能く意を制すれば、復息を数えざるなり」

息を念ずることが奨励されるのに、今すべて念いを断つところの空が高調される。この二つの矛盾をどうするかという。

この答えに二つあり。初めには、空の境地ならば息を念ずるに及ばないではないか（空とは執着を離れ、すべてを投げ出し、汚れを洗い流すこと、つまらぬ努力を捨てる、自然に順応する等）。それなのに息を念ずるのは息の中に不順分子がない、従って息を念じても空のこころをそこなわないというわけ。

即ち空と対立するものは色等の五つであるから、これらを念じては空と対立することとなる。吾々を躓《つまず》かしむるものは、第一に「色《もの》」である。それは外界の一切で、常識の上では財産、飲食、衣服などを追求する、多くの人々は全くこれを基調に生活している。それらを集めてみても何物でもない。汚い執着があるだけだ。色の価値を真に知るには、一度手放しする必要がある。離してもこだわっていれば、離さぬことになり、逆に持っていても執着を捨てれば離したも同然。

第二に貪婬が来る。これは「色」に執着せしめるものだから。貪婬が果されぬと、第三に瞋恚となり、周囲を責め罵り、時には無理なことをしでかし、後で静まったとき、第四に取り返しのつかぬ愚痴をこぼす。次には満たすほど不満となる第五の愛欲である。

欲は人間の推進機だが、無闇と煽り立てられると身をなくす。ここに静かに坐って念息すれば欲はこなされ、心は欲念から抜け出て、なごやかな満足を感ずる。「空」の味である。即ち息の中に「色」「欲」等の五つがないから、息を念じても「空」の味は失われない。

第二の答えは、必ずしも息を念ずる努力は必要としない。その時心身一如の状態にあるから、おのずから良い呼吸ができ、別に努力や意志を加える必要はない、しかし意を制しかねるから息をかぞえさせる。ここに智慧がよく意を制すれば、数息で息を調える必要もない。つまり念息の必要もない（念息も空も心身の浄化）。次のようなものが頭に浮かんでまいります。

こだわりを離れしむなり長い呼気
からりと晴れし秋の空かな

自知と自證

「問う。何等を自知となし、何等を自證となすや。報えて曰く。能く五陰を分別するを自知となす。道を疑わざるを自證となす」

自知とは車のヘッドライトのごとし、五蘊を分別することにより、動き出す前に先方の見極めがつく。次に何をなさねばならぬかが規定されよう。

自證とは正しく体験し進趣するもの
自證には常に反省が必要　自己を鍛え上げて行く

我みずから我を知る叡智をもって、道を実践して行きます。すべて道と名の付くものには実践が伴います。実践なき道はない。その道に疑念を抱いては、真に腰を入れて実行することはむつかしい。正しきものに正しい信念を持って成し遂げ行く所、さらに確信が湧き、不動のものとなります。

無為の検討

「問うて曰く、何等を無為となす。報う、無為に二輩あり。外無為と内無為なり。眼に色を観ず、耳に声を聴かず、鼻に香を受けず、口に味を味わわず、身に細滑を貪らず、意に念を志（妄）ぜず。是を外無為となす。数息、相随、止、観、還、浄、是を内無為となすなり」

無為には、外無為および内無為とがある。外無為とは眼・耳・鼻、舌・身・意の感覚器官を外界に向ってはたらかせないもののようです。つまり外に向うはたらきを払って一筋に内面に向けるようにも考えられますが、一概にそうでもない。それにより一段と冴えわたったはたらきが期待される。

芭蕉が奥の細道の山寺において詠んだ句に、

静かさや岩にしみいる蟬の声

万籟の消え去った静寂そのものの中に聞こえる蟬の声です。それを聴く芭蕉の境地も静寂そのものであったでしょう。静かさやとはいえ、それは音の世界の死ではなく、静寂の中にある蟬の声でした。芭蕉の俳句はこの言い得ぬ機微を巧みにとらえています。

外無為とは深みのある受けとり方であり、内無為とはかかる受けとり方の下地となるものです。内外の無為が呼応し一段と高い境地を現出する。外無為と内無為とは、そうした受けとり方ができるもの。ふと次の言葉が出てきました。

尺八の音やかはらねど一入に
冴えわたりゆく月のありけり

「問う。現に念ずる所あり、何を以て無為となすや。報う。身口に戒をなし、意は道に向って行なう。念ずる所あれども本無為に趣くなり」

言行は末で意が本ですから、先ず意を浄くすることが大切です。仏典中の有名な偈文にあるように、

諸の悪はなす勿れ、衆の善は奉行せよ

自らその意を浄くすることこそ諸仏の教えなれというのも、全くこれと同じ所を睨んでいます。悪を廃《や》めて善を行なうことは社会的に目的であるから、最初に掲げてあるが、修道という実修からすれば、心を浄くすることから最初に取りかからねばならぬと思います。それゆえ身口に戒を保たしめるのも無為のはたらきですが、それをもう一歩進めて、意を浄くすることが主要であらねばなりません。

「もの皆は心を長《おさ》とし心よりなる」（法句経）

と提唱せられる。末を翻して本に返り、世を汚す根本が最も近いこの自分にあることに気付く

ことにおいて初めて道の第一歩が運ばれ、「無為」の力が本格的にはたらく。私どもは常に、意は道に向って行なうことを心がけて行きたいものです。

「問う。何等を無とし何等を為と名づくるや。報う。無とは謂く万物を念わず、為とは随って経行《きんひん》し、事を指し、名を称う、故に無為というなり」

前節は修道は有為であるが、無為に向って進みつつあるから無為であると説いてあるので、ここでは字義の上から無為とは何ものかを明らかにしています。

無とは万物を念わずというのはすべて外物を心にかけず、悠々寂然たる状態であり、そして何でも実行しながら、それを少しも心にかけない。即ち何物にもこだわることなく、善いことを実行するという意味でもあります。

これは無為を哲学的、実体論的に説かないで、修道的、実践的に見たことが快い。釈尊の呼吸が正しい呼吸であるから抵抗なく受け入れ、実践に踏みきる。思弁も解明も時には必要ですが、修道、実践が必要。それが無為の道です。

次に「為とは随って経行し、事を指し、名を称う」とあります。経行は漫歩《そぞろあるき》です。ここでは経験の意味でしょう。折にふれ自然に事が運んでいくのに当面する。いうまでもなく自然の事象の運行のみではなく、人間生活の全般も含まれます。

次の「事を指し、名を称う」とは、事物に命名することにより初めて私どもの生活が意味づけられ、統一され、価値づけられる、ということです。名色という言葉が仏典に出てきますが、あれは意味づけられた色《もの》ということです。

ここに花があるとします。それに対する受けとり方、考え方、味わい方により価値づけられます。

運命と智行

「問う。設使《もし》宿命対《むか》え来り到らば、当に何を以て却けんや。報《こた》う。数息、相随、止、観、還、浄を行ない、三十七品経を念ずれば、能く難を却けん。問う。宿命対えば却くべからず。数息し、三十七品経を行ずれば、何を以ての故に能く却くるや。報う。道を念ずるを用いるが故に悪を消す。設使《もし》数息、相随、止、観、還、浄が悪を滅すること能わざれば、世間の人みな道を得ず。悪を消すを用《もっ》ての故に道を得るなり」

もし私どもに宿命がふりかかってきたら、どうしてそれを却《しりぞ》けることができようか。それに対して数息し、三十七品経を念ずれば、その難を却けることができようか。

ここで宿命対《むか》え来るということですが、人間一生の間には、どうしようもない破目に陥ることがある。それは突如としてやってくる。病気、災難等です。そうした時に何によってそれを却けることができるのかという問いに対して、数息、相随、止、観、還、浄を行ない、三十七品経を念ずれば、その難を却けることができよう、と。

そこでまた、宿命が対えきても却いてはいけない、数息、三十七品経を行じよというが、それで却けることができるでしょうかという。それに答えていうには、道を念ずることによって障害を消すことができるのだ。もしそれによって障害を却けることができないようならば、人は一般に道を得ることができなくなるだろう。ところがそうした障害を消すことができるから道を得るのだ、というわけです。

そうは言われても不安感はどうしようもないものです。人間には天災、人災がいつやってくるかわからない。そうした時にも常に正しい呼吸を積み重ねて行けば、体も心も調っているから変に応じておのずから対応策が生ずる。三十七品経とは四聖諦、四意止、四意断、五根、五力、七覚意、八正道などの修行を説いた経で、仏説禅行三十七品経（大正大蔵経六〇四）を参照下さい。

障害越える釈尊の呼吸

「数息、相随、止、観、還、浄、にして三十七品を行ずれば、尚お仏に作《な》ることを得、何に況んや罪に対するをや。十方に在りて山の如く積むとも、精進して道を行なえば罪と会わず」

釈尊の呼吸アナパーナ・サチの六段階の出発が数息であることはすでに述べた通りです。この数息の好ましいパターンは、数をかぞえる呼気が長くなることです。これが相随に移行して、数に関係なく長呼気が身についてまいります。

相随は心の展開に大きな役割を演じます。第一に、ともすれば散り乱れんとする意を落ちつけます。これだけでも自律神経の撹乱を制するのに大いに役立ちます。

心を一境に停める止は展開して、精神集中が可能となり、あらゆるものに対し、一事一物に観察の眼を向ければ未知のものへの発見にもつながります。事物のそれぞれの相互関係についても深い眼を注ぐことにもなるでしょう。あるいは人生をも含めた大自然界の縦横のひろがりについても、種々なる観察も行なわれるでしょう。

釈尊の呼吸法は、大自然に対する正しい観察眼を養う。それとともに、私たちが生き行く上で心の障害となる多くのものも、この呼吸の実践によって消えて行きます。その結果正しく、逞しく生きて行く力を発揮することができ、次第に覚者への道につながって行くことになりましょう。

釈尊の実践された呼吸は、現代の私たちにも実行できる。それを絶えず実行して行けば、行く手に山ほどあろう種々の障害も、突破して行くことができるでしょう。

四意止

「数息は四意止に堕す。（中略）四意止とは、一に意止は身念息と為す。二に意止は痛痒を念ずるを為す。三に意止は意息の念ずるを為す。四に意止は法の因縁を念ずるを為す」

四意止とは身・受・心・法の四念住のことでしょうか。これは数息によってこの四項目を心の中に住まわせることができる。正しい呼吸によってそれらを専念することが可能となるというわけです。

第一「身念住」。自己をあらゆる面から観察でき、自己の肉体に執着することから離れるようになる、これが身念住。

第二「受念住」。これは「受」を念ずることで、見たり聞いたりする感覚受容器を経由して体内へ送りこまれる刺戟は、その結果を洞察すれば苦しみにつながるものが少なくない。それに対して正しい呼吸は、肺のガス交換および血液循環を活発にすることから、体の内部から何ともいえぬ爽快感を味わうことができます。正しい呼吸を続けて行けば、官能的快楽を追うこともなく、脱線予防になるわけです。つまり「受」の取捨、選択、選別、に対し眼が啓かれて行くわけです。

第三「心念住」。心というものは、まことに動きやすいものです。心を一境に停めるとは、言うは易く、行ない難いものですが、きわめてすぐれた方法は呼吸に心を傾けることです。もうすでに長呼気に上達した人ならば直ちにこれを実行します。本文では「意息の出入を念ずる」とありますが、実際にこれをしてみますと、かえって煩わしいことがわかります。むしろ釈尊の実践された出息長、つまり出る息のみを長くする、そして吸気は心を放つといった念息の方がはるかに効率がよいことがわかります。

「出る息に一生懸けよ」とは調和道道祖の教えですが、これによって無尽蔵の宝がわが体内から湧き出てまいります。それは、出る息に心をこめる人によって体験されます。

第四「法念住」。これは法の因縁を念ずるとありますように、すべて世の中における現象は因と縁の和合によって生ずる、これは動かしがたい事実です。そうした因縁和合による諸現象を、冷静な眼でとらえて行くことが必要であると思います。

私どもが何かある目立つような仕事をした場合、自分ひとりで成し遂げたような認識不足と傲慢に陥りやすいものです。それには多くの蔭の力が協力してくれていることを知るべきです。法の因縁を念ずることは私どもの日常生活においても常に心すべきことではなかろうか。

「道人まさに此の四意止を念ずべし。一には我前世に愛を生ぜし為に得脱せず。二には今は劇しき怨家あり。何故かと言えば所欲は愛生の故なればなり。

四意止とは意、身にあらず、痛痒にあらず、意にあらず、法にあらざるをいう。色に随って識便ち生ずるを不止（意）となす」

前文は四意止（四念住）と正しい呼吸との関係でしたが、本文においては、道人まさに四意止を念ずべしとあります。修道者は、つねにこの四念住を根本におくことが大切であります。

この四念住の不得について述べてあります。第一には前世において愛着の故に解脱ができなかったこと。第二には現在、劇しい敵を持っていることを内省せよと申されています。何故かといえば、私どもの欲望は愛着という根本的なものから生ずるからというわけです。愛着、愛欲を生活の根本としている限り、解脱の境地には入れないわけです。

この愛着、愛欲はなかなか根の深いものであり、これは前世からの、つまり先天的なものだと逆観する方がよいかも知れない。こうした容易に離れられぬ愛着からの離脱も、釈尊の実行された呼吸の実践により、それが可能へとつながって行くわけです。

前文では四意止とは身・受・心・法を心に住まわせることであると説かれてきたが、愛着そのものは先天的なものであり、所欲は愛着に由来するから、今度は一転して身・受・心・法から心を放つというあり方を示したものでしょう。修める道の進展を示しています。

愛着、愛欲といったものが先天的なものであり、それを棄てきることは至難である故、そうした愛着・愛欲を洗練・浄化して行く。これは、きわめて可能性が多い。そうした洗練・浄化にも実は釈尊の実践された長呼気が大いに役立つものです。

ここで付け加えたいのは、四念住から心を放つといっても完全に忘れてしまうというものではなく、それらを完全に消化吸収したのちに、それから心を放つという意味に解したい。それはあたかも数息を得て数息を棄つと同様です。

五根

「数息は信根に堕つ、仏を信ずることを用うれば、意喜ぶが故に、信根と為す。亦能根に堕つ、坐行を用うる故に能根に堕つると為す。亦識に堕つ、諦を識るを用うる故に識根と為す。亦定根に堕つ、意の安きを用うる故に定根と為す。亦黠根に堕つ、痴を離れることを用うれば、意に結を解く故に黠根と為す」

本文では信根、能根、識根、定根、黠根の五根について述べている。

数息は信根に堕つというのは、数息は信根に通ずる、相応するといった意味です。数息は一般に軽視されがちですが、弟子たちが釈尊の教えに従って、これを実行してみる。出る息で実際に「ヒトオーツ」「フタアーツ」「ミイーツ」と発声しながら、しかもその息を次第に長くします。それにより雑念は消えて行き、心は落ちつき、何とも名状しがたい喜びにひたります。やはり師の教えに誤りの無かったことに、限りなき信の根が生じます。

根とは目立たぬ所にあって、生存に活力を与えるものです。信なき所に真の活力は湧き出てきません。信こそは活力の源泉です。この信根の芽生えにより、連鎖的に能根、識根、定根、黠根が相ついで生じます。また信からは喜びが生れます。喜びにも質と量があります。酒色や地位、名誉を得る喜びなどは、しばしば悲しみ、怨みに変ずることもありますが、信は変らぬ喜びです。これが活力です。

数息から出発した正しい呼吸は、長呼気となります。能根とは精進、勤める活力です。信を心に抱き、正しい姿勢と呼吸で坐る、あるいは行動するとき、勤め励む心構えが生じます。これが能根。

第三は識根に堕つ、諦を知るが故にとある。諦は四聖諦であり、正法です。識根はまた念根というから、つねに心にかけ、しっかりした記憶は正法からということになりましょう。正しい呼吸から正法への眼が開き、これが大脳の記憶中枢に記銘されるのです。

第四は定根に堕つ、意の安きを用うる故にとあります。正しい呼吸によって心が落ちつく、安定してくる。それまでは体の内部および外部における諸事情から、つねに心が動揺し、落ちつきを失っていたのが、正しい呼吸の採用によって本来の心の静けさを蘇《よみがえ》らせることができます。

第五は黠根、痴《おろ》かさを離れることにより黠根を得るとあります（黠は慧の古い訳語）。正しい呼吸の積み重ねにより痴かさが消えて真の智慧が現われるのは、あたかも太陽が東の空に姿を現わすと、今までの暗さが明るさに変るのと同様です。

一見さりげなき正息が、以上の五根を内蔵していることが説かれています。

不死薬

「不死有薬は一は意の不転、二は信、三は念、四は諦あること、五は黠あること、これを神足薬となすなり」

不死有薬の有は存在ゆえ、不老不死の薬ということでしょう。

人間は種々な希望や願望が叶ったとしても、さらにその上、長生きしたいという願望がありましょう。不老不死の薬を求めた秦の始皇帝が徐福を日本にさし向けた気持もよくわかります。しかしそうした願望にもかかわらず、死から解放される薬があるわけはありません。一度《ひとたび》この世に生を享けたものは、必ずその生を返すときがまいります。

それならば釈尊の説く不老不死薬とは何でしょうか、次の五項目をあげています。

一の意の不転とは、心の落ちつきを失わぬことです。二十世紀の医学の進歩発展は、まことに眼を見張るものがありました。人類が地球上に生存しはじめて以来、ミクロの世界の生物によって人間の命が大量に消えて行きました。そうした眼に見えない多くの病原微生物をやっつける手段が人間によって打ち建てられ、抗生物質が開発されたのは、二十世紀に入ってからです。それによって伝染病が激減したことはすでに御承知の通りです。

しかし人類を悩ましている病気がすべて解決したわけではない。医学の進歩にもかかわらず、病床に横たわる人の数は多く、大小の病院の病室に閑古鳥の鳴くのはいつの日かわかりません。多くの疾病の中には心の落ちつきを失ったことが遠因となるものが少なくありません。動揺なき心が発病の阻止に貢献していることは、案外気付かないものです。正しい呼吸は心の動揺をなくし、精神安定を得るために意外と貢献するものです。

二は信ですが、正しきものへの信は、心の動揺を防ぐことになります。正しい呼吸への信は、正しい呼吸のもつ偉力を背景にして、浄らかな喜びの中に生きることができましょう。

三は念です。正しい念です。正しい呼吸によって正しい念が培《つちか》われることにより、治病に大きな力となりましょう。

四は諦、いわゆる四聖諦です。種々苦に対する正しい受けとめ方、さらには積極的に苦を克服する手段もそこから生じてきます。

五は黠あること、暗さが消えて明るさが現われるごとく、真の智慧が正しい呼吸により生じてくれば、これまた病気を未然に防ぎ、健康生活に寄与します。

最後に「これを神足薬となすなり」とあります。「四神足を得れば久しく世間に在るべし」とかつて述べられていたことを思い出します。四神足とは、1身神足、2口神足、3意の神足、4道の神足とあります。これらの神足は正しい呼吸の積み重ねによって得られる。

快適な脳循環により精神活動が活発に行なわれ、その他すべての組織や臓器もつねに整備され、生体の運営は正しく行なわれ、発病は未然に防がれることになります。

念念を覚とす

「何等をか覚とするや。念念を覚とす。念念を得となす。是の意を覚得すれば便ち道に随うなり。乃至、覚とは事を識ること、便ち覚意に随うなり。覚意あれば便ち道に随う。覚に覚意あれば罪覚に堕つ、三十七品経は便ち正意。是を道に随うとなす。善悪を覚すれば是を罪に堕つるとなす」

本文では「覚」について取り上げています。覚とは一体何であろうかと自分に問い、弟子に問いかけたのではなかろうか。それに対し覚とは識ることであり、覚とは覚った意《こころ》に随うことであるといいます。覚る意があれば、それがそのまま道に随うことになるのだというわけです。

ここで先ず頭に浮かぶのは、覚と呼吸の関係です。出る息を長くし、それが常の息となれば心は落ちつき、その落ちついた心で「事」あるいは「物」に対すると、正しくそれを受けとることが容易になってまいりましょう。それがもし欲望の中で「事」や「物」に対すれば、正しい観方、考え方から逸《そ》れるかも知れない。

正しい受けとり方ができないのを錯覚という。正しく事を識る、つまり正覚に随い、考え、実行に移せば、道に随うことになり、脱線を免れる、というわけです。完全な道を求めて進みながらも、ときには思わず脱線することさえあります。それに気付いて軌道修正を試みて行きたいものです。

認識に誤りがあれば、それは道に随うことにはならないわけです。「念念を覚とす」と述べているが、念念と重ねたのは、世の中の変化相を頭におき、正しい認識を把握して行くことが覚(念念を覚とす)となるわけです。

次に文章は一転して、「覚に覚意あれば罪覚に堕つ」とあります。私どもは、しばしば覚そのものをわが扉の中へ閉じこめてしまいがちです。そうした覚は正しい覚とは言えず、誤り多き覚となりやすい。覚もまた生きものである感を深くします。またこれは覚を一つの固定観念に閉じこめてしまう危険性を忠告しているものと受けとれます。正しい覚を得るには、やはり三十七種の教えを行ずることにより、正しい意を得る。これこそ道に随い行くことになるのだということです。

次に「善悪を覚すれば罪に堕つるとなす」とあり、意表をついた文章です。善とか悪といった概念は日常生活にあって止むを得ないことですが、これらも固定的に把握しがちです。これが案外心のこだわりとなり、道の妨げとなるかも知れません。

意《こころ》の休安

「諦に従えば意に休安を得。四諦に従えば意の因縁休む。休とは止息たり。思となす。道を得るとは思を受くるとなすなり」

私どもの日常生活における心のあり方を見ると、何らかの「物」や「事」にとらわれたり、こだわりがつきまとうものです。それらにより神経を無駄に使い、不安・心配・焦燥・恐怖などにより、心が占拠されることは珍らしくない。夜は熟睡できず、疲労しやすく、仕事にも意欲が湧かないことがあります。

そうした場合に、釈尊の呼吸は大いに役立ちます。不安、心配、神経の緊張の連続、怒り、焦燥などは、現代の私どもの生活に拡がってまいります。張りめぐらされた情報網の中で、神経の休まる暇がない。そうした生活環境の中では自然の力強い、逞しい呼吸は失われがちとなります。不安、心配が多ければ呼吸は浅く弱くなります。ノイローゼやディプレッションといった精神的な不健康状態が多発します。

都会では高層ビルがふえ、スピーディな乗物、便利な生活、そして地球上のビッグニュースはその日のうちにラジオやテレビで放送される。こうした巨大な科学文明の生活の中でそれとはうらはらに、現代人は逞しさを失った生活へと傾斜しがちです。

本文によれば「諦に従えば、意に休安を得」とあります。休まる暇のない心に休安が得られるとは、現代の私どもにとっては何とすばらしい妙薬ではないか。しかもトランキライザーや睡眠薬と異なり、全く副作用がありません。それは諦という妙薬。

諦とは四聖諦です。それは種々の苦から逃避するに非ず、苦は苦として受けとめながら、そこから逞しく生きて行く生活の発見です。それには釈尊の呼吸のごとき力強い出息、そして長い出息の積み重ねです。釈尊の呼吸は身心を落ちつけ、心身に快適な調和状態をもたらします。正しい呼吸からは正しい思考力が生れ、正しい行動の原動力が培われます。正しい呼吸から四聖諦が理解され、不安・心配も次第に克服されて行きます。

釈尊は、正しい呼吸によって道が得られることを教えています。

覚意

「道法を貪り楽しんで常に道を行なうを愛覚意となす。道を持して失わざるを力覚意となす。已に十息を得て身安穏なるを息覚意となす。自ら知りて安らかなるを定覚意となすなり」

私たちが真に生き行く道を実行して行くことは、最初は苦しいけれども、それを続けて行くうちに苦痛でなくなり、むしろ楽しみに変って行くというわけです。口が渇いた者は水を貪り飲むがごとく、道を貪り楽しむとは、すでにかなり高い境地に達していることがわかります。

初めは努力します。努力には多少の苦痛が伴い、それを克服して行きます。その努力が楽しみに変ります。すべて道《どう》と名の付くものは、みな同じです。そうした道を貪り楽しむ境地を愛覚意という。

第二の力覚意とは、如何なる環境にぶつかっても真に生き行く道を失わないことだといいます。ところが環境が変ると、初発心がぐらつきます。つまり環境に左右されやすいものです。ところが悪い環境のもとでも、悪条件をはね返して初一念を貫きとおす力強さが力覚意です。口あたりのよい誘惑にも負けず、敢然として進む力強さです。道を失わざるを力覚意となす、というさりげない表現を味わって行きたいものです。

次に「已に十息を得て身安穏なるを息覚意となす」とあります。つまり正しい呼吸がしっかり身につき、いつ如何なる場所でも、それが淀みなく流れ出てくる境地です。心もつねに安定し、穏やかな状態が維持されています。立ち騒ぐ波もない静寂な海の深さの心境です。

第四は、「自ら知りて安らかなるを定覚意となす」とあります。真に生き行く道がしかと身につけば、心が徒らに動揺することもなく、心身ともに安定します。こうした境地が手をさし延べて私たちを待っているのですから、その道行きとしてやはり努力を惜しまずに逞しい呼吸を続けてまいりたいものです。以上を要約すると次のようになりましょう。

道法を貪楽するが愛覚意
初一念貫き通す力覚意
正息に身は安穏の息覚意
海底の静寂《しじま》の深さ定覚意

八つの正しい道

「何等を正見となすや。本の因縁を信じ、宿命より有（存在）を知るを見となす。

何等を正思惟となすや。分別し思惟して能く善意に到るを正思惟となす。

何等を正語となすや。善言を守りて法を犯さず、応《まさ》に受くべき如く言うを正語となす。

何等を正業となすや。身に行ずべきを行じて、犯さざるを正業となす。

何等を正命となすや。得道者の教誡の行に随うを正命となす。

何等を正精進となすや。行行無為にして昼夜中止せず、方便を捨てず、是を正精進となす。

何等を正念となすや。常に経戒に向うを正念となす。

何等を正定となすや。意惑わず亦行を捨てず、是を正定となす」

第八章　アナパーナ・サチの展開……238

三十七道品の中の重要な地位を占める八正道について述べてあります。

釈尊はしばしば「諸法《もの》は因縁より生ず」、あるいは「本を尋ねよ」と申しておられます。すべて諸法がいま現に斯くある、その本を探れば、その因および縁の和合によることを知ります。正見とはそうしたものの見方をすることと思います。

第二の正思惟とは、正しく観察したものを頭の中で分別して考える。そうした場合、心が正しくないと悪意に解釈することがしばしばあります。ものは善意を持って正しい考え方をしたいものです。

第三の正語とは何かという。それに対して善言を守りて法を犯さずとは温かみのある言葉で、しかも道理に叶った言葉であり、「応《まさ》に受くべき如く言う」とは、なるほど尤《もっと》もだと頷《うなず》ける言葉でありましょう。

第四の「正業とは身に行ずべきを行じて犯さず」とありますから、正しい行為というものは、省《かえり》みて誤りのない行ないということになりましょう。

第五の正命とは何かという問いに対して、すでに道を得た人の教えに従い、正しい生活をすることだと答えています。

第六の正精進とは、昼夜を分かたず適当な方法（方便を捨てず）で勤め励むことで、時には昼間、時には夜間も時間を上手に使って精進することが正精進だ、ということになるでしょう。

第七の正念とは何かというに、経典に説かれた戒《おきて》に専念することです。

第八の正定は禅定のことで、心を落ちつけてその心を一境に停める、さらに進んでは心を一事に専住することになります。一境に心を停めるという表現は一見動作を伴わぬかに思われますが、そうではなく、「意惑わず、亦行を捨てず」とあるように、意の動揺なきはもちろんのこと、為すべき行にもつねに心を向けて行くわけです。

「十二部経は都《すべ》て皆三十七品経中に堕つ。譬えば万川四流みな大海に帰するが如し。三十七品経を外となす。思惟を内となす。思惟して道を生ずる故に内となす。道人、道を行なうに、三十七道品経を分別せば、是を仏を拝むとなすなり」

釈尊が六年間の苦行生活に終止符を打ち、アナパーナ・サチ（安般守意）なる呼吸法を実践し成道されて以来、実に四十五年の長きにわたり、多くの人々に対し法を説かれ、教化されました。その説法は人それぞれの機根に応じ、また適切な譬喩を用いました。それは聞法者に深い感銘と共感を与えます。

釈尊一代の説法は記録して後世に遺すべく、高弟方の結集によって集大成されたものが、現代に至るまで仏典として残っているわけです。それらは八万四千ともいわれる膨大なものです。それらを分類されたのが十二部経とか九分教といわれるもので、釈尊直接の説法されたものが「経」であり、その他偈頌《げじゅ》・受記・譬喩・因縁物語・論議が、分類されたもの、つまり釈尊一代の教説の総称です。それらを万川四流にたとえれば、それらはすべて流れて、三十七品経という大海に注ぐようなものであると申します。

三十七品経とは四聖諦・八正道・七覚意などを含む三十七項目にわたる実践道であり、教説のすべてはこの三十七品経という道に帰するわけです。この三十七品経は項目も指示も、言葉や文章に依らねばなりません。そして実践上はこれを見聞し、思惟することによって道を体現して行くのですから、三十七品経を外とすれば、思惟が内となります。道を得た人が道を行なう場合に、三十七品経をよく理解し、これを実践するならば、これは釈尊の教えですから、釈尊御自身を尊敬し、釈尊を理解するのに役立ちます。

かくして釈尊の体験されたものを三十七品経を通して知ります。そして自分もまた、釈尊の実行された呼吸をすることにより釈尊の体験の一部に触れると、成る程成る程と共感するものが次第に多くなって行くのは、まことに楽しみなものです。

以上を要約してみました。如何でしょうか。

一、見るならば因縁和合の眼もて見む――正見
二、見たものを分別正しく考える――正思惟
三、語るなら道理に叶うて愛語もて――正語
四、省みて誤りのなきおこないを――正業

五、暮すなら道得た人の教え聞き――正命
六、喜びに充ちて働くひたむきに――正精進
七、良きおきて守り暮せば気は楽に――正念
八、惑うなく行《ぎょう》に心を向けゆかむ――正定

第八章　アナパーナ・サチの展開……242

第三部　現代に甦るアナパーナ・サチ

吸う息は鼻から

呼吸は鼻でするのか口でするのか、という質問がかなり多い。もうすでにおわかりのことと思うが、それにふれておきます。

出る息は鼻および口をいずれも適宜用います。それに対して吸う息は原則として鼻から入れます。それは鼻の構造と機能を解剖・生理学的に見るとわかります。鼻腔は単なる煙突ではなく、その内部には上・中・下三段階の鼻甲介があります。いわば三つの庇《ひさし》が鼻腔内に突き出しているわけです。表面は粘膜で蔽われ、そこでは粘液が分泌されています。

肺が必要とするのは空気中の酸素です。ところが空気中には不必要なものがいろいろ混じっています。微細な塵埃《じんあい》（ちりほこり）あるいは細菌などがそれで、それらが肺胞に侵入することを防ぐ必要があります。それに続く咽頭、喉頭、気管、気管支といった一連の気道がありますが、終着点は肺胞という空気の袋です。外気は気道を通過して、最終的には肺胞に入ります。その途中で塵埃や細菌は捕捉されるのです。

そこでもし吸気を口でするならば、鼻の浄化装置を通らずに外気が肺胞へ入って行くわけで、希ましくありません。やはり原則としては鼻から吸うべきです。それは外気を浄めるばかりでなく温め、適当な湿度を保ってそれを肺胞に送り届けるという、いわゆるエアコンディショナーの役割をもかねています。

腹式呼吸と丹田呼吸との違い

腹式呼吸と丹田呼吸の違いについては、これまでもしばしば質問がありました。

通常腹式呼吸といえば、息を吸うときに腹が膨らみ、息を出すとき凹む呼吸法をいいます。なぜそうなるかというと、吸う息で横隔膜が下がり（収縮）、吐く息で上がる（弛緩）。腹が膨らむのは横隔膜が収縮下降するからです。そして凹むのは弛緩上昇のため。そのとき腹筋群（腹の周囲の筋肉）はあまりはたらかない。そのとき横隔膜の収縮が腹の膨らみとなって現われます。

それならば丹田呼吸はどうかといえば、腹壁があまり膨らまず、凹まず、外観的にはあまり派手な動きはない。しかし腹圧計を下腹部にセットして調べると、腹圧のかかっていることがわかります。そこで強い腹圧がかかるほど、静脈血が心臓へ多く還る。それは血液循環を活発にするためには重要なことです。

いわゆる腹式呼吸も血液循環に多大の貢献はするが、呼気性丹田呼吸はさらにすぐれたものがあります。それは腹圧計により証明されます。丹田呼吸では横隔膜と腹筋群とが共にはたらくのです。両方の筋肉が協調して収縮すれば、そこに強力な腹圧が生ずるのです。ここに丹田呼吸のすばらしさがあります。

丹田呼吸で大事なことは、息を止めないことです。即ち前述の怒責に陥らぬことです。これはマイナス以外の何ものでもない。

怒責は前にも述べたように、全身の静脈血の流れを妨げ、従って血液循環を乱し、脳圧を上げます。そしてこれはすべての内臓に悪影響をおよぼすことになります。その他、自律神経系・ホルモン系をも乱すことになりましょう。

釈尊の長息と短息について

釈尊は苦行時代に止息、あるいは断息、つまり無呼吸状態をしばしば繰り返されたが、それが全く無意味であり、さらには弊害さえ伴うものであることに気が付きます。そうした無呼吸状態を一擲した釈尊は、今度は呼吸そのものに心を打ちこまれるのです。

無呼吸状態による胸の加圧現象は胃腸や肝・腎・脾臓などを苦しめると同時に、肺・心臓・脳細胞まで苦しめることになります。それは私どもの生体にとりマイナス以外の何ものでもありません。観察・判断・推理などの精神活動に障害となります。これは怒責による脳循環の攪乱が原因です。そうした断息が高度の精神的境地へはつながるわけはなく、まさに逆行です。

そうした大きなマイナスをマイナスに終らすことなく、反転しては大きなプラスとなって現われます。それがアナパーナ・サチなる呼吸であったのです。

この一般には持続困難なアナパーナ・サチを、九十日間も続行されます。成道後の釈尊のお言葉には、これに耳を傾けて集いくる人々が次第に多くなります。

説法の初期に釈尊は、人体の不浄を強調されたことがあり、そのため自殺するものが続出します。しかし釈尊の意図したところは、〝生きている体は、その内外ともに常に汚れるものだ、それゆえ絶えず浄めて行かねばならない〟ということであったと推測できます。その前半のみが弟子たちの耳に強く残り、みずからを死に追いこむという思わぬ事態が起ります。

釈尊はこうした薬の効きすぎを考慮し、これに代るものとしてみずからの体験によるアナパーナ・サチを説きます。これがまた弟子たちには持続困難であることに気が付き、そこで思いつかれたのが数息であった。数をかぞえながら呼吸をさせるわけです。それはまさに相随の息への誘導息でした。

数息を繰り返させているうちにその息が次第に長くなります。すると数のことを心から放っても、長呼気が身についてきます。それが釈尊のねらいでした。この数息から誘導される長呼気が、つまり「出息長」の呼吸です。それは最初のうちはかなり大脳を煩わす呼吸法ですが、それを反復することによって半ば無意識の状態で実行可能となります。

釈尊の呼吸の特徴は二つの山があります。しばしば触れてきましたが、出る息を長くする呼吸と、他の一つの山は同じく出る息ですが、瞬間的に強く出す呼吸です。これは時間的に短いので短息といいます。これに対し、前者を長息といいます。

両方に共通していることは、常に出る息に主体がおかれているのです。それでは吸気はおろそかになるのではないかと心配される方がいるかも知れませんが、全く心配はいりません。出しただけの量が必ず入ってきます。しかもその吸気には力を抜いて吸いますので、呼吸に調和がとれて持続が容易となります。こうした呼吸が爽快感をもたらすことは、少し実行してみればすぐに体験できます。それに対し吸気を意識して行なう呼吸は、長く続けることがむつかしいのです。

東洋ではインドにおける釈尊の呼吸、中国では仙道における胎息なる丹田呼吸、わが国では神道の息長《おきなが》の呼吸、東南アジアのオルヒバの呼吸、その他、呼気が主体の呼吸が多く見られます。つまり呼主吸従の呼吸は、多分に東洋的な色彩が濃いと思います。

次に両者の特徴について触れてみましょう。長短二息の二つの山にはそれぞれ特徴があります。胎息・息長《おきなが》・オルヒバ・長呼気丹田息などといろいろあるが、出る息の長い丹田呼吸です。これは主として頭蓋内の臓器（大脳・間脳・中脳・橋・小脳・延髄）の血液循環を促進する。特に頭部全般における静脈血の心臓還流が活発になります。長呼気をおよそ十分間も続けてみると、健康体では頭が軽くなり、爽快感を味わうことができる。頭蓋内の静脈血が去れば当然動脈血が送りこまれる。かくして頭蓋内の血液循環が円滑に行なわれる。大脳でいえば、前頭部・側頭部・

後頭部・頭頂部それぞれの皮質に局在する脳細胞の連絡が緊密となり、全機能が快適に行なわれることになりましょう。

前頭連合《れんごうや》野は人間特有の広さがあり（全大脳皮質の四一％）、これがよくはたらけば大脳全機能の統合場所だけに、はかり知れない高度なはたらきが顕現しても不思議ではない。

釈尊のすばらしい発想の一つである六波羅蜜はこの前頭連合野の賜であろう。動揺なき精神状態（定波羅蜜）から綜合されて出るすぐれた智慧（智慧波羅蜜）も実は長呼気に由来する。また忍辱波羅蜜など苦難にも耐え忍ぶ意志力がはたらくのは、つまり原始的な欲望にブレーキをかけ、いわゆる節度を保たせる重要なはたらきをしていると思います。

あるいは長呼気により脳幹の名前で総称される、間脳・中脳・橋・延髄の綜合されたすばらしいはたらきが現われよう。正しい呼吸は、人それぞれのすばらしい能力を顕現するのに大いに役立つと思います。

正しい姿勢でアナパーナ・サチの呼吸をしていると、躓《つまず》く、よろめくなどが少なくなるのは小脳の機能がよくなるからであろうか。また間脳における視床下部は自律神経の中枢であり、同時に大脳辺縁系とも連絡しています。この視床下部は腹腔神経叢（一名太陽神経）とも密接な連絡を保ち、自律神経の正しい機能の発現に役立ち、この点でもアナパーナ・サチがかなり貢献しているかに思われます。すぐれた研究者の出現により、それらが実験証明される日の近からんことを期待しています。

釈尊のあの泉のごとく流れ出す、すばらしい発想の源と偉大な精神活動は、絶えざる出息長の呼吸によるもので、脳循環がきわめて活発であったことが推察されます。

それに対してもう一つの山――それは短息です。調和道では道祖がこれを衝息と銘しています。これはあたかも腕を力強く前へ押し出すような、あるいは突き出すようなというわけでこうした名前がつけられたものと思います。瞬間瞬間に力強く吐き出す息です。呼気そのものは瞬間ですが、その一回の呼気量は〇・七～一lに及びます。これに対し長息の方は予備呼気（普通では出ない呼気）をかなり吐き出します。その量は二～三lとなります。

短息――衝息――瞬間強腹圧（呼気による）呼吸など、言葉は違うが一つのものです。この呼吸の特徴は瞬間ごとに力強く息を出すので、全身の静脈血がその度ごとに心臓に送りこまれる。腹腔では横隔膜の強い圧縮力によって、全腔の諸臓器の静脈血がその都度心臓へしぼり上げられます。そして力を抜き、自然に息が入ってくる時に循環系では大量の酸素O_2を含んだ動脈血が、腹腔の諸内臓に充分送りこまれる。

かようにして短息は全身の内臓の強化に役立っています。総じて短息は体調を調《ととの》え、長息は精神活動の展開に貢献しましょう。短息には、先に述べたように、痛み・苦しさ・悲しさ等そうしたものに耐える力を養い、また逞しさを培う呼吸法でもあります。これを絶えず続ければ足の指先まで暖かくなる。わが国の丹田呼吸の大実践家であった白隠和尚は、その著『夜船閑話《やせんかんな》』の中に、「三冬の厳寒といえども未だ襪《ばっ》せず、爐せず」と申しておられます。真冬でも足袋もいらないし、爐にもあたらないほど体全体が暖かであったというわけです。白隠さんの丹田呼吸をこうした記述から推察すれば、禅定のときは長い呼気、作務ではその都度力強く息を出しておられたことでしょう。

調和道の丹田呼吸もアナパーナ・サチと全く符節を合せたごとく、二つの山です（長短二息よりなる）。読者の皆様もこの長短二息の丹田呼吸を大いに活用して頂きたい。

ところで、二子山親方（初代若の花）の現役時代を思い出します。実はすばらしい丹田呼吸の体得者であったことがよくわかります。あの冴えた取り口、そして一度も肌に膏薬やサポータをしているのを見たことがありません。丹田呼吸の鍛えによって、敏速な精神活動と俊敏な運動神経がはたらいたことが推察されます。

赤ン坊の呼吸は丹田呼吸、そして変り行く

赤ちゃんの呼吸を見て気が付くことがあります。乳を求めて力強い声で泣くときは呼気性丹田呼吸になっている。また、あやすと声をあげて笑います。これも同じく呼気性丹田呼吸。次には静かに眠っているときは、吸う息で赤ちゃんなりの腹圧がかかっています。これは吸気性丹田呼吸です。また腹這《はらば》いのときは、これが呼気性丹田呼吸になっています。生後まもない赤ちゃんで

さえ、すでに呼気性、吸気性両方の丹田呼吸が行なわれています。

このように丹田呼吸は実は自然に行なわれるものです。ところが青年、壮年、老年と年齢を加え行き、しかも体を動かすことが少ない生活では、この自然の呼吸、すなわち丹田呼吸がおろそかになります。

その上、怒り・貪り・焦《あせ》り（いらだち）・怨《うら》み・妬《ねた》み、あるいは悲しみ・憂《うれ》い・歎《なげ》き・不安といった感情の虜《とりこ》ともなれば呼吸もまたかき乱れます。そして爽やかさ・おおらかさ・心のあたたかさを失い、結果としてみずからを灰色の世界へと引きずりこんで行くことになります。

私どもは一人として健康生活を望まないものはないと思います。それには頭と体を自分および他人のために惜しみなく使う生活が、結局丹田呼吸の生活になるわけです。または自己をかえりみない献身的な仕事もまた、おのずから丹田呼吸の生活となりましょう。考えてみれば、浅い呼吸・力のない弱い呼吸は不自然かつ病的な呼吸であり、それとは反対に出る息の力強い呼吸、長い呼気の息に明け暮れれば、そこに爽やかさ・おおらかさ・あたたかさ・朗らかさ（晴れやかさ）が体内から湧き出てまいりましょう。

この自然の息こそ、人生にはまことに心すべき息ではありますまいか。そこから大自然と一つの心、おもいやりある心、勇気、逞しさといったものが湧き出ます。

釈尊の呼吸が私ども（しかも自他ともに）の人生に大きな福をもたらすものであることが、実践を通してわかってまいります。

動と静・二境の丹田呼吸

動の丹田呼吸（体の動きを伴う）

丹田呼吸の中核となるものは、横隔膜の強い収縮です。横隔膜は種々の体動と共にはたらく。これを動の丹田呼吸と名付ける。手足の筋肉（上下肢筋）を力強く使うほど横隔膜も強く収縮する。従って体のすべての筋肉を使うことは、血液の循環を促進させる。

反対に動きの少ない生活は全身の血流を低下させ、体細胞のバイタリティに悪影響を及ぼす。

静の丹田呼吸（坐禅・静坐・黙想・祈り）

これはほとんど体動なき丹田呼吸です。これは少し心がければ、動の丹田呼吸から移行することができます。しかし人によっては困難を感ずる場合もあります。動の丹田呼吸は体動によりおのずから横隔膜の収縮が誘発されますが、静の丹田呼吸（体の動きなき）は横隔膜に収縮の命令を出さねばならぬために、大脳の運動野を煩わすことになる。そこに困難さがあるわけです。

そこで、静の丹田呼吸の上達の秘訣があります。それは先にも触れた、仏道の最敬礼――五体投地です。額を地に接するまでに上半身を前傾します。この動作は必ず呼気で行ないます。さもないと、怒責に移行しがちとなります。

五体投地の際の呼吸は、呼気が主体となります。そのとき横隔膜は強力に収縮します。これを繰り返し行なえば、そこから静の丹田呼吸を体得することができます。つまり上体の前傾を省いても、横隔膜の強収縮が可能となります。

釈尊の、「出る息を出る息として」というさり気なき言葉ながら、出る息に心を集中したとき、おそらく最初の頃は上体の前傾動作が組みこまれていたことが推察されます。釈尊がこれを体得された後は、四十五年の間、一日として欠かすことのなかったであろう禅定には、静の丹田呼吸(長呼気)が組みこまれていたことが推察されます。

真向法は初代の長井先生により、五体投地の礼拝からヒントを得て創案されたということです。この真向法が予備呼気の徹底活用にあり、やはりすばらしい丹田呼吸であることがわかります。

調和道では上体の屈伸を用いて、静の丹田呼吸を比較的早く体得できます。これは道祖霊斎先生の創案であり、その本はやはり仏道最敬礼に由来しています。これは手足の筋肉を用いた体動よりも、はるかに静の丹田呼吸へ入り易い。一度体得すれば忘れることがありません。上体前傾の場合の横隔膜の収縮が、静の丹田呼吸につながるのです。

(付)体動による動の丹田呼吸から静の丹田呼吸に、抵抗なく入れる人もかなりあります。動の丹田呼吸は、釈尊のいわゆる短息です。静の丹田呼吸は長息、つまり長呼気丹田息ですから、短息

（瞬間腹圧呼吸）から長息へのトレーニングをすることになります。

メディテーション（瞑想）の呼吸

メディテーション（瞑想）時の呼吸については、釈尊が好んで用いられた長息（長呼気丹田息）が最も適していると思います。釈尊はこれを生涯用いられたようです。

ヨガでは瞑想にクムバク（止息）を用うるとしたら、ヨガではいわゆるプラナ（宇宙の精気）を体内に送りこむために、呼気の後で息をとめる。それは怒責によらぬ止息であると思います。もし胸に力の入った止息であれば脳圧を上げ、脳細胞の活動を妨げ、精神活動にも多少の支障を来しましょう。釈尊は苦行六年にしてはじめて止息の弊害に気が付かれたのではないかと思います。

釈尊も、またわが国の白隠禅師も、怒責の苦い経験を持たれましたが、禍を転じてすばらしい丹田呼吸の実践家になられたのです。人間誰でも失敗はつきものです。それを福に転ずることを忘れないで行きたいものです。

仏道における丹田呼吸

坐禅・静坐の丹田呼吸

坐禅あるいは静坐時のいわゆる静の丹田呼吸は、釈尊の好んで用いられた出息長（つまり出る息を静かにそして比較的長い呼気）がよろしいし、作務の場合は瞬間瞬間に強い腹圧を伴った丹田呼吸になっているのが良いと思います。釈尊のお言葉を借りれば、長短二息の丹田呼吸が日常生活に織りこまれていることが希ましいわけです。

釈尊の呼吸の六段階（天台大師はこれを六種の妙門という）つまり数息・相随・止・観・還・浄の展開は、長息の修錬に由来するものであることがわかります。そして短息は全身における各臓器の血流を活発にするため、その強化法として役立ちます。同時に作務は上下肢の筋肉を用いることにより、いわゆる第三の心臓が血液循環に加わることになります。

釈尊の長短二息の丹田呼吸は、今に至るまで禅の宗門で継承、活用されています。この両息をつねに活用すれば体は健康に、頭脳は明快に、人生の根本儀を余すところなく発揮できるわけであります。

称名念仏による丹田呼吸

浄土門における称名念仏はやはり丹田呼吸であり、いうまでもなく呼気性丹田呼吸です。通常用いられる称名念仏は連続する長息、つまり長呼気丹田呼吸です。しかもそれは節を分けて発声するので、分節長息（分節長呼気丹田呼吸）です。これは自己をも含め大自然界の霊妙なはたらきを体認させる。

南無！　阿弥！　陀仏！

いわゆる三分節です。それが一分間六呼吸から十呼吸ほどになっており、六呼吸の場合は一呼吸の配分を見ますと十秒のうち九秒ほどが呼気です。まさに長呼気。練達の方では、一呼吸三十秒も珍らしくありません。それにより念仏のすばらしさが体認されましょう。

この長呼気は脳循環を快適にさせ、脳細胞の活動を高めます。大念仏あるいは高唱念仏は肺機能を充分に使った分節長呼気の息です。この念仏の後の爽快さは、また一入のものがありましょう。さらに木魚を併せ用うれば、動の丹田呼吸となります。

唱題（南無妙法蓮華経）その他の丹田呼吸

唱題は南無―妙―法―蓮―華―経と六分節で唱え、それが連続・相続されるわけです。ここに力強い分節長息（分節長呼気丹田呼吸）の行があります。そこから心身両面に逞しさが湧き出ることでしょう。

丹田呼吸は、それを理解し実践に移して行くところに意義があります。さらに団扇太鼓を用い行進すれば、すばらしい動の丹田呼吸となります。

真言宗における金剛尊を讃える南無―遍―照―金―剛―尊は六分節で、それが続けられます。いずれも六分節の長息で、その積み重ねの実践から気力が充実し、逞しさが養われましょう。かくのごとく釈尊の動静二境の丹田呼吸は、末広がりに活用されています。

釈尊の呼吸は武道・芸道でも活用される

スポーツ・武道・芸道その他においても、釈尊の呼吸は活用されています。その長呼気は、動作と精神活動に役立ちます。

たとえば剣道では上達するに従い相手と対峙《たいじ》しているときは、出る息は静かに長く、そして吸う息はきわめて瞬間的です。達人は相手の吸う息を窺い、間《かん》・髪《はつ》を入れず打ちこむ。従ってのんびりと息を吸うことは許されない。そのため相手に気付かれぬよう瞬間的に息を吸う。その吸気さえも、すばやく呼気に転ずる練習が必要です。そして立場を変えて見れば、相手の隙を狙って打ちこむときは強力な腹圧をかけ、瞬間的に息を出します。従って達人の境地では、一に下腹に力の入った長呼気、二に瞬間的吸気、三に力強い瞬間的腹圧呼気、四に相手の吸気時を窺って打ちこむことなどが身につくと思います。さらに殺人剣は活人剣と展開してまいりましょう。

これは私なりの達人観で、そのことについてはさらに剣禅両道の大家、大森曹玄老師の御教示を賜りたいと思います。釈尊の呼吸である長息（出息長・入息短）および短息（瞬間腹圧呼気）は全部その中に組みこまれていることがわかります。これは柔道・弓道・合気道・空手、その他すべての武道に相い通じているのではないかと思います。

芸の道では、茶道・華道・謡曲・詩吟・朗詠・すべての舞踊その他にも、同様に釈尊の呼吸が活かされていると思います。

釈尊の呼吸と現代

人間はみずからをホモ・サピエンス（動物分類学上）と名付け、その叡知を駆使しその集積によって現今の科学文明時代を築き上げてきました。科学文明はなるほど人類に大きな福をもたらしたけれども、最近は人生にとり、マイナスの面も多々出はじめてきました。科学文明の進展は停まるなき有様ですが、その正しい方向づけを確立して行かないことには、憂慮すべきことが起らずにすむとは限りません。

科学の一分野たる医学においても二十世紀のそれは、瞠目《どうもく》に値する進歩発展を遂げてきました。たとえば感染性疾患（病原微生物による）への的を射たアタック法が効を奏して、それらの多くは激減しました。このことは人類にとりエポックメイキングなことでした。そして人類に幸いをもたらしたことは確かです。しかし手放しで喜んでばかりおられぬことにもなってきました。

人口構成の加齢化により、種々の成人病がふえつつあります。文化国家のクラスに入るわが国の三大成人病（脳卒中・ガン・心筋梗塞）の死亡数は全死亡数の約五八％を占めています。また、医学進歩による地球人口の急激な増加は食糧問題と切り離せず、頭を抱えることが今後ますます多くなって行きます。

さきごろ私は十日間ほど北部インドを駆《か》け足旅行してまいりましたが、農村の所々にワンホーム・ツーベビーの標語と絵を見かけました。人口急増と食糧不足に頭を痛めているインド政府の気持がわかります。にもかかわらず成果があまり上がっていないようです。

スピーディな乗物の発達により、一面において地球は時間的に短縮されました。この科学文明時代は、人間に種々の悩みを運んできました。

こうした時代に、二千数百年前釈尊が好んで用いられた呼吸法アナパーナ・サチは、人間の生き方にすばらしい方向づけをしてくれます。釈尊の呼吸法は、ともすれば揺れ動きやすい私どもの心を落ちつけ、種々調和のとれた生き方への指針となります。アナパーナ・サチは病気の克服はいうまでもなく、その他人口問題も含め、広く人生諸問題の解決にも偉力を発揮してくれることにもなりましょう。

釈尊の取り組まれた呼吸法の研究と実践は、現代の私たちにとり意義深いものであると思います。

詩偈斉唱

釈尊の弟子たちが、師の教えを聴き、それを韻律（リズム）のよい詩偈《しげ》として常に斉唱《せいしょう》したことが記録に残っています。それは尊い教えを身につけるとともに、声高らかに斉唱することによって全身の活発な血流が行なわれ、生きる喜びがそこから溢れ出てきたと思います。ここにも釈尊の長呼気の呼吸が活用されています。そして二千数百年もの間、継承されてきた読経誦経も、全く軌を一にしていると思います。

この詩偈の斉唱は、朗々として精舎の内外に響き渡ったのではなかろうか。斉唱する弟子たちはその声をみずからの耳で確かめつつ、深く身体に沁みこませ、また外部でそれを聴く人にも、すばらしい余韻を残したのではないかと思います。

マラソンと坐りマラソン

昨今はマラソンブームといいますか、若い人ばかりでなく年輩の方々も随分見受けます。ところが思わぬ事故（心臓発作）もしばしば起きています。

マラソン、駈《か》け足、早足はすべて丹田呼吸であって、全身の血液循環もきわめて良く、呼吸もおのずと力強い呼気になります。その点はまことに良いのですが、左右の両脚の酸素需要が多く、大量の動脈血を両脚に送らねばなりません。従って心臓および肺にかなりの負担がかかります。これが動悸の原因となり、また呼吸が酸素需要に応じきれないと息切れとなります。その場合、動脈血の配分が両脚優先ということになり、極端な表現をすれば内臓は素通りということにもなりかねません。

健康とは筋肉の発達もさることながら、内臓をおろそかにはできません。そこで坐りマラソンをおすすめします。これは坐るか腰かけたままで、脚を使わないマラソンです。息を三回吐いて次に軽く息を吸う、という三呼一吸法を用います。脚はそのままで腕だけ前後にふり、みずおちをくぼめながら力強く息を出します。その都度やや前かがみになります。

これはかなり激しくしても動悸や息切れはしません。前かがみになるたびに強い腹圧がかかります。これは内臓強化法マラソンです。一回に五分から十分位、一日数回実行すると、心身両面に逞しさが湧き出てまいります。是非実行してみて下さい。これは晴雨にかかわらず実行できる点がミソです。

横隔膜の特異性

釈尊の呼吸の実践には、つねに横隔膜が重要な役割を演じています。短息では横隔膜が瞬間ごとに強力な収縮を、そして長息（長呼気丹田呼吸）では、横隔膜の持続収縮が行なわれます。そして強力な腹圧を生ずるためには、腹筋群（腹直筋・内外斜腹筋・腹横筋）および腰背筋群の助けをかります。

横隔膜はつねに主役を演じます。釈尊の呼吸を研究し、これを実践する場合、横隔膜を無視することはできません。横隔膜が生体の運営に果す役割はきわめて大きく、現代の科学文明時代の甘やかされた生活では、横隔膜は活発にはたらかなくなります。医学の進歩にもかかわらず、今なお多くの病人が苦しんでいます。その原因は何だと思いますか。釈尊の呼吸を大いに活用して行きたいものです。

横隔膜は肺の換気（ガス交換）に、血液循環に、自律神経およびホルモン系の正しいあり方に

横隔膜の特異性……264

きわめて多彩かつ重要なはたらきをしています。釈尊の呼吸を体得するには、横隔膜のはたらきを理解し活用する必要があります。特に長呼気丹田呼吸における横隔膜の持続収縮は脳細胞の活動には欠くことのできないものであり、その鍛錬こそアナパーナ・サチ熟達の道につながります。

長呼気丹田呼吸と共にはたらく筋群は前述の腹筋群・腰背筋群と、さらに胸部縮小筋群の参加です。これらが協調してはたらくことにより、釈尊の長息が完成されます。世のすべてのことについて言えることでしょうが、一人相撲はとれません。多くの善意の協力者によって事は運んでまいります。私ども人間の体内でも、つねに協力態勢がとられています。それなくしては健康は維持できません。横隔膜が率先して活動するとき他の協力を得てすべての内臓の血液の入れ替えを強力に推進します。

血液は停滞を許されません。横隔膜の積極的な活動こそすべての臓器の強化につながります。また、百五十億といわれる全脳細胞の活動を推進するにも横隔膜が心臓を助けて、きわめて重要な役割を演じます。

釈尊の呼吸アナパーナ・サチは、現代人にとりすばらしい呼吸法であることがわかります。それは横隔膜をフルに活用した呼吸法であります。

長息（長呼気丹田呼吸）の進み行くところ

仏道における各祖師方をはじめ多くのすぐれた仏道者が、このアナパーナ・サチを黙々として実践されたのでした。そしてすぐれた健康と高い精神的な境涯に、みずからを運ばれたと思います。

その一例、道元禅師の正法眼蔵現成公案から一部を引用させて頂きます。

「人の悟をうる。水に月のやどるがごとし。月ぬれず水やぶれず。ひろくおほきなる光にてあれど、尺寸の水にやどり、全月も弥天も、くさの露にやどり、一滴の水にもやどる。悟りの人をやぶらざること、月の水をうがたざるがごとし」

こうした道元禅師の境地の背景には、つねに釈尊の呼吸の実践があったことが推察されます。

ガンの完全予防はいつの日か

地球上における文化国家と称せられる国々の共通の悩みは、前にも述べたように心筋梗塞・ガン・脳卒中の三大成人病です。そのうちでもガンの末期は悲惨です。人生の終りをガンでしめくくりたくはないものです。それにはそれだけの心がまえが必要です。可能な限りの手を尽してガンを防ぐことはいうまでもないことです。その道の専門の方々により、今までに数百種の発ガン物質が明らかにされてきました。その中には私どもの日常生活に身近なものもあり、比較的縁遠いものもあり、それらをでき得る限り遠ざけて行きたいものです。

そうした考慮と同時に、もう一つ重要なことがあります。そもそもガンの始まりは正常細胞がガン細胞に変貌することです。分子生物学者は細胞内の核物質ＤＮＡの変換を解明しました。つまり正常細胞のＤＮＡがガン細胞ＤＮＡに変るわけです。

私はガンを専門に研究しているものではありませんので、詳しいことは専門家の教えを受ける必要があります。

ところで正常細胞のガン化には、発ガン因子による作用が考えられます。比較的早期にガン化する細胞もあろうし、絶えずその危険にさらされながらガン細胞にならない場合もあるでしょう。あるいは強力な発ガン因子の作用で死滅する細胞もありましょう。そこで死滅もしないし、さりとて正常状態を守り続けることのできない場合もありましょう。かなりのヘビースモーカーが肺ガンにならないで一生を過す例もあります。だからといってタバコの煙はガンの原因ではないとは言えないのです。すでにタバコの煙の中には三・四ベンツピレンという強力な発ガン因子の含まれていることがわかっているからです。それは煙にさらされながら肺の細胞が強力な防ガン因子を持っているからだと考えられます。しかしそれをよいことにして度はずれた喫煙をすることはひかえたいものです。

結局発ガン因子と防ガン因子との戦いということになりましょう。発ガン因子に対し細胞が防戦につとめても、刀折れ矢つきれば軍門に降らなければなりません。そこには正常細胞の生命力の強弱ということが大いに関係しましょう。

そこで正常細胞の生命力を高めて行くことはきわめて大事なことです。それにはどうすればよいか。私どもが自分の細胞にしてやれることは、それが必要とする栄養と酸素を充分に送りとどけることです。なぜでしょうか。細胞は生きるためにはエネルギーを必要とします。そのためには糖質、タンパク、脂肪などを分解してエネルギーを得ます。この酸素と栄養のいずれが欠けても正常細胞の生命力は低下します。

さらには発ガン物質に対する防御力が低下することにつながりましょう。そこで栄養は食物より、酸素は呼吸によって補給されますから、いずれもおろそかにはできません。

ワールブルグの実験によれば、ガン細胞はエネルギーを主としてブドウ糖の分解によって獲得しますが、そのとき酸素を必要としない。いわゆる無酸素性解糖を行なうわけです。それに対して正常細胞は酸素を用いて大量のエネルギーを生じます。その場合両細胞のエネルギー発生を効率からみれば、ガン細胞の方が悪い。言葉を換えていえば、同量のエネルギーを獲得するにはガン細胞の方が糖を余分に必要とするわけです。

たとえていえば、庇を貸した居候《いそうろう》が大飯くらいで、しかも主人公に役立つことは少しもせず、大きな顔をして子や孫ばかり殖やし続けるようなものです。ガンも進行すると、ガン細胞に大量の栄養を奪われてしまいます。そして終にはやみくもにふえるガン細胞のために主屋《おもや》をとられてしまいます。

ガンの根本対策としての旗印たる早期発見は、実際問題として困難な場合がきわめて多いのです。気がついた時はすでに相当の進行状態にあることが少なくないのです。そうした実現の困難な早期発見にのみ頼っていては、ガン追放はむつかしいと思います。

ガンの真の根本対策は、正常細胞をガン化しないことでなければなりません。それには食物の調和と正しい呼吸がきわめて重要です。ガンセンターの元内科部長であった高谷治博士は、血液の停滞しがちな生活はガンになりやすいと申しておられます。呼吸が浅く、力なく弱いとき、そうなります。

丹田呼吸は横隔膜の活発なはたらきにより、血中酸素を豊富にし、しかも血液の流れを活発にします。ここにも釈尊の呼吸が、ガンの根本対策の有力な担い手として重要なはたらきをすることがわかります。皆様とともにアナパーナ・サチを大いに実行してまいりたいものです。

大自然とわれとを繋ぐもの

赤ン坊が生れながらに呼気性・吸気性の丹田呼吸をしていることはすでに述べた通りで、きわめて自然の呼吸であることがわかります。両呼吸とも瞬間ごとに腹圧のかかる呼吸法であり、釈尊の呼吸の短息に相当します。これが諸臓器の機能を高め体調を調えるのに重要なはたらきをしていることは、繰り返し述べてきた通りです。この短息と形影相い添うごとく用いられたのが、長息（長呼気丹田呼吸）でした。

もともと私どもは大自然の一分身であり、大自然と一体のものです。それはあたかも人体が約六十兆といわれる細胞によって構成されており、個々の細胞は人体の分身であるのとよく似ています。呼吸というものは不思議なもので、浅弱な力のない呼吸ばかりしていると個々の細胞の生命力が低下し、その影響は全身に及びます。そればかりか大自然と自己とのつながりも緊密でなくなります。

アナパーナ・サチの長短二息は心身を調えるばかりでなく、大自然との一体感をふかくします。つまりアナパーナ・サチを媒体として、私どもはつねに大自然と共なるの生活が招来されるわけです。大自然のすばらしいもの、広大・長久・大健・大智・大剛・至誠といったものが、この長短二息によって大自然からこちらに流れこんでまいります。釈尊の呼吸の積み重ねによりそれら大自然の徳性が身につき、さらには他にも広げられるわけです。

短息は赤ン坊に備わっていますが、長息は自然の呼吸ではあるが生れた時からあるわけではなく、それは成長と共にみずからの叡智と努力でもって身につけて行かねばなりません。この長短二息の丹田呼吸は、偏ることなく併せ用いて行きたいものです。そこから人それぞれに秘め隠れたる能力を余すところなく、引き出すことができましょう。

釈尊はその範を私たちに示されたのでした。

地球は楽土、息は自然息

アメリカが膨大な財力とすぐれた人智を結集して、月の探検を実現しました。これは人類はじまって以来の壮挙といえましょう。その後、火星・木星・金星へも宇宙ロケットをとばして、種々な科学的データが集められつつあるようです。そして私どもの住む地球以外の天体にも生物生存の可能性が科学者によって論じられています。

しかし最も身近な月の表面は真空であり、そして昼夜の温度差の激しいこと、その二点でも生物は到底そこに住めないことが確認されました。月へ降り立ったアメリカの宇宙飛行士の背中には酸素ボンベが背負われており、これが命綱であるわけです。また他の天体で、たとい酸素がなくても生物生存の可能性ありと説く科学者がいても、人間が移り住むことなど到底考えられない。地球に最も近い（惑星の）金星に仮りに着陸できたとしても、やはり酸素ボンベ持参でないと生きて行かれません。炭酸ガスCO_2が九八％もあっては、CO_2を吐き出すどころか、逆に高濃度のCO_2が肺に入ってきて、一刻も生きられないでしょう。

そこでふたたび眼を地球上に向けてみましょう。そこには吸うにこと欠かぬ酸素（約二〇％）が遍満しており、また吐き出さねばならぬ炭酸ガスも大気（大気中CO_2は〇・〇三％）は自由にそれを受け入れてくれます。また地球上には数多くの動物・植物が共存しています。荒涼たる月その他の天体に較べ、地球は何とすばらしい楽土ではないでしょうか。たとい地球に匹敵する楽土の星ありとしても、そこへ移り住むには膨大な経費がかかり、また生命の保証はありません。

私どもは地球のすばらしさを、もう一度見なおさねばなりません。釈尊は呼吸も他の自然現象と同じく、因縁の和合によって成立することを説いています。すでに動物・植物共存の環境を与えられており（縁）、後は如何に呼吸すべきか（因）です。

私ども人間がアナパーナ・サチのごとき正しい呼吸により、冥を壊《やぶ》り、明をあらわすことができれば、そこに真の智慧が湧き出ましょう。その真智を用うれば、このアナパーナ・サチが自己開発に役立つのみでなく、同憂同楽から、さらに他の苦しみをわが苦しみとし助け合って行く慈悲心、そうした釈尊の教えもこの呼吸から展開して行ったものと思います。そして真の智慧と慈悲とは、釈尊の教説の大きな柱となったのではないでしょうか。

ともすれば私たちは不平不満に明け暮れ、大自然のすばらしさを忘れてしまいます。大きな都会ほど、その傾向は著しくなりましょう。二千数百年前に釈尊が実践されたアナパーナ・サチは、私たち現代人にとってまことに意義ある呼吸法であり、それを積み重ね行くにつれ大自然界を、そしてみずからをも素直な眼で見据えることができるようになります。

地球は他の天体に較べすでに楽土であり、さらに実り多き楽土たらしむべく、それは地球で最もすぐれた生物たる人間の双肩にかかっていると思います。

そして人間同士の悲惨な殺し合いの戦いを、この地球上から完全に追放したいものです。

また医学の進歩による人口の加齢化、すなわち増え行く老人に対しては、アナパーナ・サチを普及して心身ともに健全な生活を送って頂く。あるいは今後予想される地球人口の異常増加に対しては、人間の叡智を活用し、平和な手段で増えるであろう人口を調節して行くこと（健全な家族計画）ができましょう。インドの標語、ワンホーム・ツーベビーは今やわが国では常識のようになっています。

やがて開発途上国にもそれが普及すれば、すでに楽土である筈の地球をさらによりよき楽土として実現することも夢ではありますまい。

アナパーナ・サチは人間の叡智にさらに磨きをかける、すぐれた呼吸法であり、皆様と共に今後大いに活用してまいりたいものです。

あとがき

私ども人間は不十分な知恵のために種々の悩みを抱えながら生きている。それは昔も今もあまり変らないようです。

釈尊の在世当時その説くところ、多くの人々を感動させ、その教えに耳を傾けるものが末広がりに多くなって行きます。それは現代においてもまた私どもの心を打つものばかりです。釈尊の肉体生命は八十年で終っていますが、その教え、説くところ、それは地球上に人類が続く限り消えることはないでありましょう。

釈尊がこの世を去るに当り、側近のアーナンダは流れ出る涙を止め得ぬまま「師なきのち、私どもは何にたよって生き行けばよいのでしょうか」と教えを乞います。それに対し「この世でみずからを島《ディーパ》としみずからをよりどころとして、他人をよりどころとせず。法を島とし法をよりどころとして、他のものをよりどころとせずにあれ」との言葉が返ってきます。

法と自分の二つがよりどころです。東方学院長の中村元先生は「仏陀とは何か」という題で在家仏教三〇〇号に今の言葉のほか、釈尊の教えについて感銘ふかい言葉で数々のことを述べられています。

また『法句経講義』（角川文庫九六六）の中の法句経一六〇には次のような広く知られ、よく用いられる詩偈があります。

おのれこそおのれのよるべ
おのれを措きて誰によるべぞ
よくととのえしおのれにこそ
まこと得がたきよるべをぞ獲ん

今はなき友松円諦先生のユニークな現代語訳です。

人生における真のよりどころは二つ、それは法（真理）と自己をよく調えることにあります。心・身のいずれをもつねに磨き調えることです。

釈尊は、すぐれた呼吸法を用いました。健全な両翼をもった鳥は大空を自由自在に飛ぶことができる。それと同様に、アナパーナ・サチなる呼吸法によって絶えず心身を調えられた釈尊は全身全霊を傾け、悩み多き人々を済度しました。ここに釈尊の面目、すばらしい人生が展開したのでした。

ともすれば乱れがちな私どもも、心・身を正しい呼吸によって常に調え行けば、人それぞれにすぐれた能力を思う存分に発揮することができましょう。

正しい呼吸の積み重ねこそ心・身を調えます。それを基盤として衆生済度というすばらしい人生を展開した釈尊の教えを嚙みしめて行きたいものです。

中国の天台智顗《ちぎ》大師は心・息・身の調和を称え、調和道道祖も呼吸の重要性については釈尊の考えと全く同じでありました。また江戸時代に臨済禅の中興の祖と仰がれた白隠禅師も丹田呼吸の大実践家であったことは、その著『夜船閑話《やせんかんな》』や『遠羅天釜《おらてがま》』を読めばわかります。

以上の方々のほかに、現在でも釈尊の呼吸法を日常の呼吸に消化しきった方々が数多くおられることと思います。

随時随所で実行可能なアナパーナ・サチを私どもは大いに活用してまいりたいものです。

釈尊の呼吸法の長短二息の丹田呼吸は相補的で、いずれも欠くことはできません。この二息は私どもの日常の呼吸のすべてとすることができる。それは人それぞれの意志と努力とによって実現可能です。

呼吸道は実践するところにのみ現われます。

現代のごとき便利な科学文明の時代は、ややもすれば呼吸は浅く、弱く、力のないものとなりがちです。そのことは心・身いずれをも不健康な方向へと傾斜させがちです。そのような状況の下では、釈尊の呼吸こそ現代人にとってきわめて価値あるものであると思います。

長短の二息、それは前述のごとく、一、出る息を長くし、あるいは二、力強く息を出す、この二息はいずれも呼気に主体がおかれていることがわかります。

アナパーナ・サチを山辺、宇井両先生は入息出息守意と訳されています。呼吸は通常吸呼とはいわない。してみるとその配置も出息が入息の上にある方が坐りがよいし、また東洋の真の呼吸からしてもそうあるべきではないかと思っていたところ、九州の同業内科医井福先生から安般は入息・出息ではなく、出息・入息ならんとお手紙を頂いたことがあります。

わが意を得たりと思いつつサンスクリットに暗い私は、水野弘元先生著『パーリ語辞典』（春秋社）を得て調べてみましたが見当らず、しかしアナパーナ・サチの sati は念・正念・念行・念住などの意であることはわかりました。

過日、金岡秀友先生（東洋大学教授、文博）にお伺いしましたところ、早速御返書を頂戴しました。「ana＝この（指示代名詞）、apana（ya）＝息とするほかありません。ただ apanaya は出離が原意ゆえ〝出息〟がよいと思います」とのことでした。以上、先生のお言葉の感触からアナパーナ・サチなる釈尊の呼吸法は出る息を主体にした呼吸法に念住することとなります。

これを消化し吸収し、体得し、常に活用すれば、果しなく広い大空を鳥が自在に羽ばたくごとく、人生を展開して行くことが可能となりましょう。

真の呼吸とは入息を先とせず、出る息をしぼり出すことにある。出しきれば、おのずから同量の息が入息となって現われる。

釈尊の長息（出息長・入息短）および短息（力強く息を出す）はいずれも呼主吸従の呼吸法であ

ることが理解されましょう。この二息に徹し、消化吸収し、呼吸に心を煩わすことがなくなれば、人生また楽しからずやの境地が手の届くところにあるわけです。

以上は人生の活動時の呼吸法の指針であり、睡眠や休養時には吸いながら下腹部に多少の力が入る呼吸法もまた自然です。

いずれにしても、人生には横隔膜を惜しみなく使う呼吸がすぐれているのです。医学がこの釈尊の呼吸法に眼を開くとき、現代医学は錦上さらに花を添えることとなりましょう。

今はなき調和道道祖藤田霊斎先生の無言のはげましを体し、さらに釈尊の呼吸法について勉強して参りたいと思います。

昭和五十四年二月末日

村木　弘昌

本書は『釈尊の呼吸法――大安般守意経に学ぶ』（柏樹社刊）の新版です

著者紹介

村木弘昌（むらき ひろまさ）

明治45年、静岡県に生まれる。昭和11年、東京医科歯科大学卒業。昭和21年、慶應義塾大学医学医専部卒業。昭和34年、東京大学より医学博士号を授与される。昭和18年、社団法人調和道協会会員となり、同35年、道祖藤田霊斎先生の後を嗣ぎ第二代会長となる。平成3年3月、逝去。

著書に『丹田呼吸健康法』（創元社）、『万病を癒す丹田呼吸法』『白隠の丹田呼吸法』（春秋社）、『健心・健体呼吸法』（祥伝社）などがある。

調和道協会本部道場

〒116-0013　東京都荒川区西日暮里3-10-31

電話　03-3827-5123

釈尊の呼吸法　大安般守意経《だいあんぱんしゅいきょう》に学ぶ

2001年12月10日　初　版第1刷発行

2020年 4 月10日　新装版第1刷発行

著者————村木弘昌

発行者————神田 明

発行所————株式会社 春秋社

〒101-0021 東京都千代田区外神田2-18-6

電話 03-3255-9611

振替 00180-6-24861

https://www.shunjusha.co.jp/

印刷・製本————萩原印刷 株式会社

装丁————高木達樹

Printed in Japan, Shunjusha.

2020 © ISBN978-4-393-71082-1

定価はカバー等に表示してあります